LE CHOLÉRA

A L'HOPITAL DU PHARO

Pendant l'Épidémie de 1884

A MARSEILLE

PAR

LE Dr FERNAND GIRAUD

ANCIEN EXTERNE (CONCOURS 1877) ET INTERNE (CONCOURS 1880)
DES HOPITAUX CIVILS DE MARSEILLE
ANCIEN INTERNE DE LA CHARITÉ ET DE LA MATERNITÉ
INTERNE DE L'HOPITAL DU PHARO
AIDE D'ANATOMIE ET DE PHYSIOLOGIE A L'ÉCOLE DE MÉDECINE (CONCOURS 1882)
LAURÉAT DE L'ÉCOLE DE MÉDECINE (1877 ET 1878)
LAURÉAT DU COMITÉ MÉDICAL DES BOUCHES-DU-RHONE (1883)

MARSEILLE

TYPOGRAPHIE ET LITHOGRAPHIE BARLATIER-FEISSAT

Rue Venture, 19.

1885

Td 729

LE CHOLÉRA

A L'HOPITAL DU PHARO

TRAVAUX DU MÊME AUTEUR

Corps étrangers de la trachée chez un paralytique, asphyxie foudroyante, *Marseille Médical,* 1878.

Note sur un cas de tératologie, *Marseille Médical,* 1881.

Note sur un cas de goitre kystique, *Marseille Médical,* 1881.

Tuberculose des organes génito-urinaires, *Marseille Médical,* 1882.

Commotion cérébrale avec épanchement sanguin, guérison, *Marseille Médical,* 1882.

Des corps étrangers de l'oreille, *Marseille Médical,* 1882.

Ascite *a frigore* chez un cirrhotique, *Marseille Médical,* 1883.

Note sur un cas de calculs extra-uréthraux chez la femme, *Gazette des Hôpitaux,* 1883.

Un musée pathologique : quatorze fractures chez le même malade, *Marseille Médical,* 1883.

Du noma ou gangrène de la bouche, *Marseille Médical.* 1883.

Rhumatisme viscéral sans manifestations articulaires, *Marseille Médical,* 1883.

LE CHOLÉRA

A L'HOPITAL DU PHARO

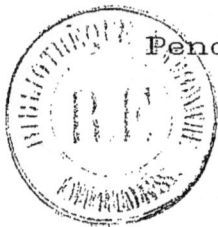

Pendant l'Épidémie de 1884

A MARSEILLE

PAR

LE Dʳ FERNAND GIRAUD

ANCIEN EXTERNE (CONCOURS 1877) ET INTERNE (CONCOURS 1880)
DES HOPITAUX CIVILS DE MARSEILLE
ANCIEN INTERNE DE LA CHARITÉ ET DE LA MATERNITÉ
INTERNE DE L'HOPITAL DU PHARO
AIDE D'ANATOMIE ET DE PHYSIOLOGIE A L'ÉCOLE DE MÉDECINE (CONCOURS 1882)
LAURÉAT DE L'ÉCOLE DE MÉDECINE (1877 ET 1878)
LAURÉAT DU COMITÉ MÉDICAL DES BOUCHES-DU-RHONE (1883)

MARSEILLE

TYPOGRAPHIE ET LITHOGRAPHIE BARLATIER-FEISSAT

Rue Venture, 19.

1885

A LA MÉMOIRE DE MON PÈRE

EUGÈNE GIRAUD

Capitaine de frégate en retraite, chevalier de la Légion-d'Honneur.

REGRETS ÉTERNELS.

A MES PARENTS

A MES AMIS

A MON PRÉSIDENT DE THÈSE

M. LE DOCTEUR LÉPINE

Professeur de Clinique médicale à la Faculté de Médecine de Lyon.

A MES MAITRES DANS LES HOPITAUX
ET A L'ÉCOLE DE MÉDECINE DE MARSEILLE

A M. LE DOCTEUR CHARLES ISNARD

Qu'il veuille bien agréer l'hommage de ma reconnaissance pour les encouragements et les conseils qu'il m'a toujours donnés au début et dans le cours de mes études.

A MES COLLÈGUES D'INTERNAT

INTRODUCTION

1884 sera longtemps pour Marseille un bien triste souvenir.

Ce fut dans les derniers jours du mois de juin que la terrible nouvelle de l'apparition du choléra à Toulon vint porter l'alarme dans notre ville. Aussitôt tout fut préparé pour faire face au danger. M. Cazelles, Préfet des Bouches-du-Rhône, d'accord avec l'administration municipale, prit toutes les mesures nécessaires pour la ville. La Commission administrative des Hôpitaux, dont M. Métaxas était président, se réunit aussi ; elle demanda à la municipalité et obtint sans peine, l'ancienne résidence impériale du Pharo pour la transformer en hôpital d'isolement destiné aux cholériques. On évitait ainsi l'accumulation dans les deux hôpitaux généraux et la contagion qui avait été si redoutable en 1866.

Un des membres de la Commission administrative, M. Clauzel, fut désigné par ses collègues pour s'occuper spécialement de l'organisation de l'hôpital du Pharo. Pendant les quatre mois qu'a duré l'épidémie il fut toujours pour ses administrés, d'une amabilité et d'une complaisance sans pareilles.

M. Trastour, médecin en chef des hôpitaux, demanda dès le premier jour à prendre le service des cholériques où je le suivis comme Interne. Je manquerais à mon devoir, si je ne rendais ici un public hommage de respectueuse sympathie à celui qui fut toujours pour mes collègues et pour moi, plutôt un ami qu'un maître.

C'est sous sa direction que j'entrepris d'écrire mes impressions sur le choléra : ce sont ses conseils si éclairés et si pratiques qui m'ont guidé dans ce travail inaugural ; qu'il reçoive mes remerciements bien sincères.

Au moment de présenter ce travail à mes juges, je réclame toute leur indulgence. Ce sont les 360 observations quo j'ai pu réunir pendant les 4 mois passés au Pharo, qui m'ont servi de base ; mais beaucoup sont fort incomplètes. Les nombreuses occupations et les dérangements dus à notre service hospitalier en sont la cause ; le nombre de malades était si grand qu'il nous était difficile de les suivre d'une façon régulière.

Une autre raison, toute personnelle, me tint éloigné de l'hôpital pendant une quinzaine de jours. Ce fut, en effet, à la fin du mois de juillet que j'eus le malheur de perdre mon pauvre père, et lorsque je repris mon service quelques jours après, ma situation d'esprit ne me permit pas de me livrer à un travail efficace et continu et à une observation attentive de l'épidémie.

Ce sera pour moi un regret cuisant et toujours vivace en faisant ce travail inaugural, de ne le dédier qu'à sa mémoire.

Je n'aurai garde d'oublier non plus mes maîtres dans les Hôpitaux et à l'Ecole de Médecine de Marseille : c'est à eux que je dois le peu que je sais, je les prie d'agréer l'expression de ma reconnaissance.

M. le Dr Roux de Brignoles m'a toujours montré la plus grande sympathie et M. le Dr Livon, professeur de physiologie, a droit à ma respectueuse amitié pour son amabilité pendant les deux années que j'ai passé comme préparateur du laboratoire de Physiologie à l'Ecole de médecine ; je comptais faire sous ses auspices et sous sa direction ma thèse inaugurale ; les circonstances en ont décidé autrement.

Je dois aussi des remerciements à mes maîtres de conférences, MM. les docteurs Gamel, Raynaut, Arnaud, Alezais et Pluyette. C'est grâce à leurs conseils et à leurs bons soins que j'ai pu arriver à l'Internat. Mon ami le Dr Jules Boy-Teissier a été mon camarade d'étude ; de là est née notre sympathie, elle sera toujours aussi vive et aussi franche.

Merci, enfin, à mon ami Vincent Pagliano, externe des hôpitaux, pour son concours si constant et si dévoué.

DIVISION DU SUJET

L'étude que je vais faire sur le choléra ne sera basée que sur les observations des malades qui ont été traités à l'hôpital du Pharo. Dans un premier chapitre j'exposerai les symptômes du processus cholérique en donnant quelques développements à l'étude de ce qu'on appelle diarrhée prémonitoire ou prodromique. Le second, qui traite de l'anatomie et de la physiologie pathologique, sera forcément très court, car je n'ai pas la compétence nécessaire en histologie pour discuter des questions microbiologiques aussi importantes ; en admettant cependant l'hypothèse, fort vraisemblable, d'un principe contagieux, je ferai un essai de pathogénie du choléra basée, autant que possible, sur les phénomènes cliniques.

Les questions si importantes d'étiologie, d'importation, de contagion n'ont pu être étudiées à l'hôpital du Pharo :

je ne dirai que quelques mots sur la contagion à laquelle est exposé le personnel hospitalier ; ce sera le troisième chapitre. Enfin le dernier sera réservé au traitement ; c'est une étude fidèle et aussi complète que possible des diverses méthodes expérimentées au Pharo, méthodes qui se résument toutes en une seule, la thérapeutique des indications.

I

SYMPTOMATOLOGIE.

J'ai l'intention de passer rapidement en revue dans ce chapitre les divers symptômes dont l'ensemble constitue le choléra ; une étude approfondie de chacun d'eux serait inutile ; elle ne serait qu'une bien pâle imitation des descriptions magistrales qu'on peut lire dans les auteurs. On trouvera, du reste, dans l'ouvrage que vient de publier mon cher maître, M. le docteur Trastour (1), tous les renseignements relatifs à ce sujet, et une excellente étude sur les diverses formes de réaction, surtout de la réaction typhoïde. Je me réserve seulement de m'appesantir un peu sur divers points qui ont plus particulièrement attiré mon attention.

On a admis beaucoup de divisions et de périodes dans la description du choléra. Gendrin, (2) de même que MM. Briquet et Mignot, y trouvent une période d'invasion, qui fait suite à celle des prodromes, puis une période d'état ou cyanique, une période asphyxique, celle de réaction, enfin celle des crises ou de terminaison.

(1) Trastour. — *Le choléra au Pharo*, Marseille 1885.
(2) Gendrin. — *Monographie du choléra*, 1832.

C'est une manière bien compliquée et bien embarrassante de considérer la maladie pour en faire une étude simple mais complète. Je préfère, comme Bouillaud (1), les réduire à deux : la période algide et la période de réaction. Dans la première rentrent les états asphyxique et cyanique, qui sont au fond la même chose ; la seconde comprend l'étude de la guérison du choléra, comme aussi des divers accidents qui peuvent survenir pendant la réaction et la compliquer.

Quant à la période d'incubation et à la période des prodromes, la question est plus ardue et plus controversée. La plupart des auteurs font une étude particulière de certains caractères, qui constitueraient, d'après eux, la période prodromique. Ce seraient des phénomènes nerveux, des vertiges, de la tendance au refroidissement, des palpitations, des sueurs abondantes, de la diarrhée.

Ces phénomènes, contrairement à l'opinion de Griesinger, ne sont pas fréquents. Chez 21 malades que j'ai examinés à ce point de vue, 9 ne présentaient avant l'attaque rien de notable, et sur les 12 autres, trois étaient en traitement à l'Hôtel-Dieu pour une diarrhée de Chine, un ictère, et une phtisie pulmonaire; une autre avait accouché dix jours auparavant, deux enfin avaient fait de longues courses, ou avaient couché sur les bancs des promenades publiques. Aucun des neufs premiers ne présentait ces troubles fonctionnels que l'on veut classer dans une première période, et que je ne considère, dans les cas où ils existent, que comme les symptômes primordiaux et non précurseurs de l'attaque cholérique, au même titre que les autres trou-

(1) Bouillaud. — *Traité du choléra*, 1832.

bles, gastro-intestinaux, respiratoires, et circulatoires que nous allons examiner.

La présence de ces symptômes témoigne, à mon avis, de l'imprégnation de l'organisme par le poison cholérique : ils ne constituent pas, comme on a voulu, ce me semble, le leur faire dire, un avertissement du danger prochain : mais ils sont la preuve certaine que l'organisme est déjà atteint, et qu'on doit, dès leur apparition, le mettre en état de résister à l'action si brusque et si foudroyante du poison.

Parmi ces prétendus prodromes, la diarrhée doit nous arrêter un instant. Doit-on considérer comme prodrome, doit-on faire rentrer dans ces troubles précurseurs, ce symptôme, si important pour quelques-uns, qui peut manquer souvent et qui est si variable dans sa durée, que l'on appelle la diarrhée prémonitoire ou prodromique ? Je m'élève absolument contre cette idée.

Avant de discuter cette question, il nous faut bien être fixés sur ce que l'on appelle la diarrhée prémonitoire ; car bien souvent les discussions des faits s'éternisent et durent simplement à cause des discussions de mots.

Est-ce donc la diarrhée qui, dans la moitié des cas environ, précède l'attaque de quelques heures et même de quelques jours, mais qui fait partie intégrante de la maladie, et qui est toujours accompagnée de la plupart des autres phénomènes morbides constituant le choléra confirmé ? ou bien sont-ce ces manifestations intestinales que l'on a désigné sous la rubrique de *constitution médicale* et qui ne sont que des troubles gastro-intestinaux simplement saisonniers, dont la fréquence n'est pas plus grande, on l'admet du moins généralement, pendant les épidémies cholériques que les autres années.

Je mets évidemment hors de cause les troubles entéritiques chroniques provenant d'une diathèse, tuberculeuse ou autre, ou ces flux intestinaux survenus sous l'influence d'un abus de boissons, d'une indigestion, d'un refroidissement, d'une émotion morale, lesquels ne sont qu'une cause occasionnelle de l'attaque, en diminuant la résistance organique, et en mettant l'individu dans un état de réceptivité particulière à la maladie.

On va me dire que les diarrhées saisonnières doivent être mises aussi hors de cause, qu'elles sont indépendantes de la maladie : ce n'est pas cependant l'opinion de tous les auteurs. J'admets ce premier point. Restent alors les autres, celles qui précèdent, dans les trois cinquièmes des cas environ, l'attaque cholérique, mais qui la précèdent pendant un temps fort variable, de quelques heures à six ou huit jours et même plus, ou quelquefois ne la précèdent pas du tout. « Lorsqu'elle dépasse ce terme, ajoute M. Desnos, (1) et surtout lorsqu'elle atteint quinze ou vingt jours, on peut penser, avec Marrote, qu'elle n'est pas d'origine cholérique. »

Mais alors, comment différencier les diarrhées réellement prodromiques, c'est-à-dire cholériques, des diarrhées qui ne le sont pas ; en d'autres termes, comment reconnaître qu'une diarrhée a été déterminée ou non par le principe contagieux, et est elle même capable de transmettre ce principe ? Car c'est là la conséquence pratique qu'il faut

---

(1) Desnos. — Art. choléra, in *Dict. de médecine et de chirurgie pratique.*

rechercher dans ces discussions : « Alors, ajoute Desnos, une recrudescence de la diarrhée, la liquidité plus grande des matières semblent marquer l'invasion cholérique proprement dite. »

C'est ajouter foi à une bien légère affirmation et se baser sur des modifications de caractère bien variables pour croire à la spécificité de la diarrhée. Ira-t-on dire, en présence d'une diarrhée datant de quelques jours, qu'on a affaire à une diarrhée cholérique, si elle augmente de fréquence, si elle devient plus liquide, si sa coloration pâlit, si enfin elle est accompagnée de faiblesse, de fatigue musculaire, d'assoupissement, tous signes presque inséparables de la diarrhée, quelle que soit sa nature ?

Et alors, devant l'affirmation d'une opinion semblable, si le traitement institué a raison de la maladie, on proclamera bien haut qu'on a guéri un cas de choléra, sans savoir même au juste si l'on soignait un cholérique.

Si, en outre, pendant une épidémie de choléra un individu est pris de diarrhée même abondante, avec faiblesse et assoupissement, et si cette diarrhée, après une durée de huit, dix ou quinze jours, cesse sans avoir été suivie de ce qu'on appelle une attaque de choléra, dira-t-on que c'est là une diarrhée prémonitoire ? Ceux qui prétendent que cette diarrhée est fréquente s'empresseront de la noter à leur actif dans leurs statistiques. Les adversaires de cette opinion la rejetteront, et à bon droit, car il est loin d'être prouvé qu'elle soit due à l'influence cholérique.

On voit les résultats auxquels on arrive si l'on ne s'entend sur les mots ; je ne considèrerai donc, lorsque je parlerai de diarrhée prémonitoire ou prodromique, que celle de la première espèce, qui est toujours suivie de l'attaque de choléra.

Mais doit-on considérer comme cholériques, je veux dire comme contagieux, comme pouvant donner le choléra, ces flux intestinaux qui précèdent l'attaque ? Et combien de jours avant l'attaque sont-ils dangereux pour les individus qui en sont porteurs ou pour ceux qui les entourent ?

Ces questions s'imposent, et ont surtout un grand intérêt prophylactique. Quelle que soit l'opinion que l'on s'est faite sur la pathogénie du choléra, c'est l'anatomie pathologique qui nous dira si le principe cholérigène existe dans ce symptôme. Mais malgré les travaux nombreux et brillants des histologistes modernes, la genèse du choléra n'est pas évidente pour tous.

Si l'opinion émise par M. Koch était vraie, la présence du micro-organisme en virgule dans ces diarrhées prétendues prodromiques aurait une importance prépondérante.

Mon cher ami et collègue, le docteur Boy-Teissier a rendu compte, dans une séance du comité médical des Bouches-du-Rhône, des recherches qu'il avait effectuées à ce sujet (1). Elles n'ont porté que sur 11 cas, « dont 6, nous dit-il, sont incontestablement des diarrhées prodromiques, puisqu'elles ont été suivies de choléra confirmé après un laps de temps qui a varié de 18 à 48 heures. Ces six diarrhées ont donné, elles aussi, des résultats négatifs ; pas un bacille en virgule, et pourtant je ne me suis pas contenté d'un examen superficiel ; j'ai fait jusqu'à douze préparations pour les diarrhées qui ont été suivies de l'attaque de choléra la plus grave: puis, pensant que le bacille virgule

---

(1) De la diarrhée dans le choléra, *Marseille médical*, 1885.

était une forme ultérieure d'un microbe qui m'échappait, j'ai placé une certaine quantité de matières fécales, dans des conditions propres à leur développement, et chaque jour j'ai fait un nouvel examen ; le onzième, je n'avais pas plus de microbe en virgule que le premier. »

Ce résultat, comme il le fait remarquer plus loin, n'est pas de nature à augmenter le nombre des partisans du microbe en virgule. Mais ces observations sont trop peu nombreuses encore pour qu'on puisse se baser sur elles pour affirmer un fait, fait qui aurait bien son importance, si des recherches ultérieures venaient confirmer celles du docteur Boy-Teissier.

Je parle là en partisan convaincu de la doctrine allemande. Il faut toujours cependant conserver un doute ; car, tant qu'il ne sera pas démontré que le microbe de Kock est l'élément pathogénique du choléra, son absence dans ce qu'on appelle la diarrhée prodromique ne prouvera pas la non contagiosité de cette dernière.

Mais pour l'une et l'autre espèce de diarrhée, je répudie le terme de diarrhée prémonitoire ; la seconde espèce doit être mise hors de cause ; j'en ai donné la raison plus haut. Quant à la première, elle n'est qu'une des manifestations ordinaires du choléra, au même titre, je le répète, que les autres caractères : si l'influence épidémique s'est fait violemment sentir sur l'organisme, on sera en présence d'un choléra confirmé, dont la période algide nous montrera la diarrhée comme un des premiers et des plus fréquents symptômes ; si l'influence épidémique a été faible, elle ne déterminera chez l'individu que quelques-uns des troubles que nous étudions, elle n'arrivera pas jusqu'à l'algidité et l'asphyxie, et c'est là ce qui constitue la cholérine. La cho-

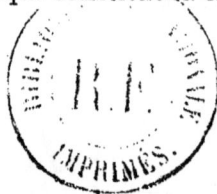

2

lérine n'est donc qu'une forme atténuée et affaiblie du choléra : mais elle aussi est l'expression de l'action du principe contagieux sur l'organisme.

Je répudie de même le terme, de diarrhée prodromique qui est admis par quelques auteurs, parmi lesquels M. Damaschino. « J'envisage, dit-il (1), le flux survenant dans de semblables circonstances comme ayant été réellement une manifestation de l'épidémie. Mais ce n'est pas une raison pour conserver le nom de prémonitoire à la diarrhée qui précède souvent l'attaque cholérique. Pourquoi cette qualification qui semblerait préjuger la nature non cholérique du catarrhe de l'intestin? Je préfère, quant à moi, conserver une dénomination plus conforme aux notions pathologiques, et certes celle de diarrhée prodromique, ou même de cholérine, me paraît inattaquable. »

Il ajoute : « Que cette diarrhée prodromique soit une véritable manifestation de l'affection qui éclate très souvent dans un laps de temps plus ou moins rapproché, c'est ce qu'il me paraît difficile de mettre en doute..., elle constitue donc essentiellement un symptôme prodromique: elle n'est pas l'annonce du choléra, elle en est le commencement. »

Mais pourquoi vouloir réserver pour la diarrhée ce terme de prodromique, qui, appliqué à un symptôme, prouve qu'il est un des premiers dans l'ordre d'apparition? Ne doit-on pas aussi, en bonne logique, l'appliquer aux légers troubles nerveux, aux refroidissements, aux crampes, aux syncopes, aux vomissements même qui, quelquefois, se mon-

_____

(1) Damaschino, De la diarrhée dite prémonitoire, *Union médicale*, 25 octobre 1873.

trent avant lui, et que l'on note comme très fréquents avant l'attaque ?

Je pense avoir fait bonne justice de ces termes, peu exacts, à mon avis ; pour caractériser la diarrhée qui est un des plus fréquents symptômes du choléra, et l'un des premiers à paraître, je devrais dire un symptôme constant, puisque les rares cas de choléra sec ne doivent pas être mis en cause, les malades étant bien réellement privés d'évacuations alvines, mais le liquide étant retrouvé à l'autopsie dans le tube gastro-intestinal, pour caractériser cette diarrhée, dis-je, je crois qu'on doit s'en tenir au terme de diarrhée cholérique, terme qui aura un avantage, celui de bien marquer le caractère spécifique et contagieux de ce flux intestinal. On évitera donc la confusion dans l'appréciation d'un fait dont je ne veux pas diminuer l'importance, mais dont je tiens à contester la fréquence et le rôle que lui ont donnés les statisticiens.

En effet, cette diarrhée dite prodromique n'est pas aussi fréquente que le prétendent certains auteurs. Griesinger (1) affirme qu'elle existe dans les quatre bons cinquièmes des cas. Jules Guérin prétend l'avoir trouvée 95 fois sur 100 malades examinés. La plupart des auteurs sont loin de ces prétentions exorbitantes en faveur de l'existence de ce phénomène ; pour l'hôpital du Pharo, je ne ferai que répéter ce qu'a dit M. Trastour dans son ouvrage : « moi-même je ne l'ai trouvée que 92 fois sur 160 cholériques que j'ai minutieusement interrogés à ce sujet. »

Du reste, les dissensions des auteurs à cet égard résultent évidemment des limites qu'ils assignent à la durée de ce

(1) Griesinger, *Maladies infectieuses*, page 625.

symptôme : les uns font rentrer dans leur statistique tous
les malades qui ont eu le flux intestinal avant l'attaque.
Mais si, comme M. Ernest Besnier (1), on retranche tous
ceux qui ont ressenti de la diarrhée un jour seulement
avant l'entrée à l'hôpital, on est forcé de réduire le nombre
des observations dans lesquelles on a rencontré la diarrhée
réellement prémonitoire, c'est-à-dire existant depuis un à
deux jours et plus avant le début des accidents graves.

Et encore est-on bien sûr que cette diarrhée existant de
un à plusieurs jours avant l'attaque est la diarrhée prodromique c'est-à-dire contagieuse ? Quand a-t-elle commencé à le devenir ?

Une autre remarque a aussi son importance. Est-il toujours facile de constater l'existence de cette diarrhée, et
d'obtenir des renseignements précis sur ses caractères et
sa durée ? Ces renseignements ne seront-ils pas souvent
entachés d'erreurs ? Ne doit-on pas tenir compte de l'insouciance absolue de certains malades pour leur santé,
de l'intérêt qu'ont certains autres à cacher une indisposi-
tion légère, comme ce lycéen, l'une des premières victimes
toulonnaises, qui se tut sur sa maladie pour ne pas manquer une composition qu'il tenait à faire ? Ces réponses
ne seront-elles pas contrariées par des malentendus fréquents dus à la difficulté de l'interrogatoire, à la prostration et à l'abattement des malades ? On voit combien il
faut être circonspect dans l'appréciation de ce phénomène.

Je répète que c'est l'anatomie pathologique qui nous
donnera la solution de la question, en nous disant si ces
manifestations intestinales qui précèdent de plusieurs jours

---

(1) *Bulletin de la Société Médicale des hôpitaux de Paris*, 1866.

l'apparition des autres symptômes du choléra sont, oui ou non, contagieuses et épidémiques.

Outre la diarrhée, les vomissements, l'intensité de la soif, les crampes des membres et des muscles thoraciques, la perte de la voix, le plissement et la coloration bleuâtre de la peau surtout aux extrêmités, cette sensation de froid avec sueur visqueuse particulière, les palpitations, l'anxiété respiratoire, l'épuisement forment un ensemble clinique sur lequel je ne m'arrêterai pas : tous nos malades présentaient ces caractères plus ou moins accusés, mais constants sauf de rares exceptions. On trouvera décrits dans l'ouvrage de M. Trastour, les différents stades de ce qui constitue l'attaque cholérique, attaque qui représente une scène réellement effrayante.

Lorsque la mort ne vient pas la terminer brusquement, et saisir le malheureux cholérique en pleine période algide, celui-ci entre alors dans la période de réaction, période extrêmement variable dans sa durée et dans son aspect. Si la réaction est franche, les symptômes diminuent assez vite et la convalescence s'établit rapidement : cette convalescence est accompagnée d'un appétit vorace, qui, à la fin de l'épidémie, faisait ressembler la salle des convalescents plutôt à une auberge qu'à une salle d'hôpital.

Mais souvent la marche de la réaction n'est pas aussi satisfaisante et elle s'accompagne d'épiphénomènes qui lui donnent une forme et un aspect particuliers. C'est tantôt la réapparition des symptômes qui ont constitué l'attaque, (forme incomplète), tantôt les caractères bien accusés d'un état typhoïde adynamique, tantôt une prédominance de l'ataxo-adynamie avec accompagnement d'agitation et de délire qui font ressembler cette forme à un état méningitique ; je dis ressembler seulement, car jamais dans nos autopsies, nous n'avons rencontré la moindre inflammation des enveloppes du cerveau.

Je ne m'étendrai pas sur les phénomènes que présentent ces divers états : je ne pourrai qu'essayer d'imiter l'excellente étude clinique qu'en a fait M. le docteur Trastour dans son ouvrage. Je dirai seulement quelques mots de certaines complications, et de certains phénomènes concomitants que l'on rencontre dans la période réactionnelle.

Un des principaux est constitué par les éruptions cutanées, éruptions d'aspect divers mais paraissant presque toutes se rattacher à la forme érythémateuse : dans deux ou trois cas, il y a eu apparition de pustules.

Ces éruptions se rencontraient surtout dans la seconde moitié de l'épidémie, dans le cas de réaction exagérée ; au début, pendant le mois de juillet, presque tous les décès avaient lieu en pleine période algide : quant aux malades qui ont pu réagir contre l'algidité, ils ont, en général, guéri très rapidement : la convalescence a été très courte, et souvent 8 à 10 jours après leur entrée à l'hôpital, ils demandaient à sortir ; quelques-uns passaient par la période de réaction et présentaient alors ces exanthèmes fugaces.

Leur fréquence, au Pharo, a été relativement grande, dit M. Trastour ; sur 523 malades, elles se sont présentées 49 fois, c'est-à-dire environ 9 fois sur 100. J'ajouterai que leur rapport de fréquence chez les malades en période de réaction est de 33, 66 pour 100. Sur 37 observations de malades en réaction franche ou exagérée, je les ai notées 11 fois. Les parties qui en sont le plus fréquemment le siége sont les avant-bras, puis les fesses, les jambes, les mains, le tronc et la tête. La plus remarquable comme confluence est celle d'un nommé Pascal qui en était couvert.

Leur valeur pronostique est très importante ; dans la majorité des cas, elles annoncent une terminaison heureuse, et assez souvent elles coïncident avec une amélioration très-considérable et le début de la convalescence. Quelques malades, qui avaient entendu M. Trastour citer ce fait, attendaient leur apparition avec impatience, entre autres une des deux infirmières atteintes de choléra algide, qui ne se considéra comme à l'abri du danger, que le jour où elle vit cette éruption apparaître.

Dans trois cas seulement, sur ces 49 malades, il y eut une issue funeste ; mais ces trois malades étaient dans des conditions déplorables pour la guérison et l'amélioration ne put continuer.

Parmi les autres phénomènes remarquables de la période de réaction, il me faut citer l'ictère, non à cause de sa fréquence, mais pour combattre l'importance qu'ont voulu lui donner certains médecins dont les patientes et savantes recherches auraient profité, sans nul doute, d'une observation clinique un peu plus approfondie. Cet ictère est rare : il n'y en eut que 4 cas au Pharo, pendant l'épidémie, dont un seul se termina par la mort.

Nous avons rencontré, en outre, un cas de parotidite suppurée, deux ou trois fois des abcès du cuir chevelu, surtout chez les enfants ; enfin quelques cas d'entérite consécutive ; cette lésion, par sa ténacité, indique une altération profonde du tube intestinal, et la thérapeutique a peu de prise contre elle.

II

ANATOMIE ET PHYSIOLOGIE PATHOLOGIQUES

———

Que de volumes n'a-t-on pas écrit et n'écrira-ton pas encore sur l'anatomie pathologique du choléra ! Tous les jours de nouvelles recherches viennent augmenter ce bagage scientifique, et ces recherches sont justifiées par les connaissances pratiques qu'on en retirera ; c'est, en effet, la découverte de la nature du terrible fléau qui seule sera la base des déductions thérapeutiques qui auront quelque influence sur sa marche et quelque chance de le terrasser.

L'étude macroscopique des lésions cholériques faite dans les autopsies pratiquées au Pharo, ne nous a rien appris de nouveau sur l'état des divers organes : je ne ferais, que répéter ce qui a été décrit dans tous les traités classiques, je ne m'y arrêterai donc pas.

Quant aux études histologiques qui ont eu pour but la découverte d'un micro-organisme ou la constatation de la présence de la bactérie de Koch dans les déjections et les tissus cholériques, quant aux expériences qui tendaient à prouver la contagiosité de cette bactérie par la transmission du choléra aux animaux, et qui voulaient faire admettre son caractère de causalité dans le développement du choléra, rien n'est prouvé jusqu'à ce jour, et je dois avouer que toutes ces questions sont encore à l'étude. Du reste, il faut une compétence scientifique particulière pour entreprendre de pareils travaux : une longue pratique du microscope est indispensable et, dans des questions spéciales comme le sont celles dont je parle, il faut laisser la parole aux gens du métier.

Je me contenterai donc de dire quelques mots des recherches faites à Marseille.

Sur la demande de MM. Nicati et Rietsch, un laboratoire micrographique fut installé dans une dépendance de l'hôpital du Pharo. Leurs recherches ont porté sur la constatation de la présence du bacille en virgule dans les déjections des cholériques et sur l'étude biologique de cette bactérie. Ils ont, en outre, essayé de cholériser des animaux ; leurs travaux doivent être publiés incessàmment. (1)

La cholérisation des animaux était le but principal que se proposaient les expérimentateurs ; MM. Nicati et Rietsch ne furent pas les seuls qui la tentèrent à Marseille.

Une commission fut nommée par la Société de Médecine, commission dont les travaux et les discussions ont fait l'objet d'un rapport rédigé et publié par M. le docteur Livon. En outre, MM. Magon et Cognard, ce dernier venant de

(1) Une partie de ces travaux a déjà paru à la fin de 1884 dans la *Revue scientifique* dans la *semaine médicale* ou dans les *comptes-rendus des séances de l'Institut*. La fin est en voie de publication dans les *archives de physiologie, la Revue mensuelle* et la *Revue d'hygiène*.

Lyon, ainsi que M. Berthet, envoyé par M. le Professeur Chauveau, tentèrent des recherches dans le même sens.

Ces expériences ont été suivies de résultats trop divergents pourqu'on puisse en tirer des déductions certaines et je crois que tout est encore à faire à ce point de vue.

Ces essais d'inoculations se faisaient au moyen des déjections des cholériques ; car c'est dans ces matières que, comme je le montrerai plus tard, paraît résider le principe contagieux. La transmissibilité et la contagiosité du choléra sont aujourd'hui universellement admises, la première surtout. Seul, M. Jules Guérin veut continuer à nier la seconde, et soutenait encore naguère, devant l'Académie de Médecine, une opinion qui est contredite par les faits, et qui ne repose sur aucune affirmation certaine. L'expérience démontre, au contraire, que le choléra se transmet soit par l'homme malade, soit par l'homme sain, mais non directement par contact et d'une façon immédiate ; c'est indirectement, au moyen des linges, des effets d'habillements, et, dans de nombreux cas, par l'eau potable que se fait cette transmission de l'homme malade à l'homme sain ; et dans presque toutes les observations, ces objets intermédiaires avaient été contaminés par les évacuations des cholériques.

Il était donc rationnel de rechercher dans ces déjections le principe cholérigène, et c'est cette idée qui, sans doute, a été l'origine de la découverte du savant allemand. La critique de cette théorie n'est pas de ma compétence ; ce qu'il importe seulement de savoir, et ce qui résulte des faits, c'est que, quelle que soit sa nature, le principe infectieux paraît résider dans le liquide intestinal.

C'est en se basant sur cette constatation que corroborent les faits fournis par l'observation clinique, que l'on peut essayer d'émettre une hypothèse sur la physiologie pathologique de la maladie. Je dis hypothèse, car tant que la cause du mal échappera à son investigation, le médecin en est réduit à des conjectures sur le mode de production des divers symptômes, sur le mécanisme suivant lequel s'enchaînent les différents actes du processus morbide, ainsi que sur le lien de subordination qui les rattache les uns aux autres,

Dans ces recherches, la clinique est d'un grand secours, et bien souvent, elle est en opposition complète avec les théories des expérimentateurs sur la valeur desquelles il faut conserver ce doute scientifique dont parle Cl. Bernard et qui ne doit céder que devant l'évidence. « C'est là, disait M. le Professeur Livon (1), que l'on peut reconnaître l'esprit supérieur. Il faut de la patience et de la prudence pour bien observer, et celui qui ne sait comprimer les élans de son imagination trop ardente ne sera jamais un bon biologiste, car il faut se méfier de ces conclusions hâtives qui quelquefois ne tiennent que sur un pied ou qui ne durent que le temps nécessaire pour les formuler. »

Nombreuses sont les théories qui cherchent à expliquer les phénomènes que nous étudions ici.

La première et la plus ancienne, celle soutenue par Broussais, continuée par Bouillaud, et plus ou moins adoptée par Gendrin, Barth, Niemeyer et Grisolle, fait du choléra une hypercrinie et prétend expliquer tous les symptômes par l'abondance de l'exosmose intestinale, et par l'épaississement du sang qui en est la suite, Mais elle

---

(1). Discours prononcé à la séance de rentrée des Facultés. — Aix, décembre 1884.

est impuissante à expliquer l'attaque brusque de choléra, dans laquelle beaucoup d'autres symptômes, faiblesse du pouls, cyanose, asystolie cardiaque, troubles des sens et du système nerveux, apparaissent presque en même temps et quelquefois même avant les évacuations, dont l'abondance, du reste, n'est pas toujours en rapport avec la gravité de la maladie.

D'autres auteurs, Legros et Goujon, Ch. Robin, pensent que le poison cholérique agit primitivement sur le sang, qui contiendrait soit un principe nouveau, soit un élément normal modifié. Ces théories reposent sur des bases très fragiles, car la chimie et l'histologie avaient été impuissantes jusqu'à ce jour à découvrir nne altération du sang constante chez les cholériques.

En 1883, la mission française envoyée en Egypte constata des modifications globulaires et la présence d'éléments figurés dans le sang des cholériques (1) ; ces déformations globulaires ont été remarquées par d'autres histologistes, sans qu'on puisse fonder une hypothèse sur leur présence. Elles ne sont probablement que le résultat du trouble nutritif qui porte sur tout l'organisme. M. le docteur Poucel, qui faisait partie de la commission nommée par la Société de Médecine, leur reconnaît une grande importance et admet la cholérisation des animaux par les injections de sang à la période algide.

Les troubles cardiaques de l'attaque cholérique ont poussé certains observateurs à chercher dans l'action du principe toxique sur le cœur l'explication des divers symptômes. L'absence d'altérations anatomiques du cœur auto-

(1). Strauss. — Communication à l'Académie de Médecine 1884.

rise, d'après M. Jules Besnier (1), à douter de l'action directe du poison sur les fibres musculaires, mais au contraire à admettre soit la paralysie des fibres ganglionnaires du cœur, soit l'excitation du pneumogastrique. C'est là aussi l'opinion de M. le docteur L. Bouveret (2), professeur agrégé à la Faculté de Médecine de Lyon, qui, voyant dans l'asthénie cardiaque un phénomène essentiellement primitif ainsi que l'œdème intestinal, pense que le poison cholérique exerce plus spécialement son action sur le centre bulbaire et que cette irritation bulbaire amène le flux intestinal et la paralysie du cœur, d'où il déduit ensuite l'explication des autres symptômes.

Reste l'action du principe cholérigène sur le système nerveux. Pour les uns (3), c'est le centre cérébro-spinal qui en est cause ; pour d'autres, c'est le grand sympathique, et Pinel admettait si bien le rôle de ce système dans la genèse du choléra, qu'il avait donné à cette maladie le nom de trisplanchnie.

Ce fut Marey (4) qui se fit le défenseur de cette dernière hypothèse, en comparant la période d'algidité du choléra au frisson de la fièvre intermittente, et la période de réaction au stade de chaleur de l'accès palustre. Mais chaque hypothèse présente des désiderata, et dans l'une et l'autre bon nombre de faits restent inexpliqués.

En présence de ces problèmes, il faut se rappeler les leçons de notre regretté maître, le Professeur Augustin

---

(1), J. Besnier. — Thèse de Paris 1867.
(2). L. Bouveret. — Communication orale.
(3). Briquet et Mignot. — Rapport à l'Académie de Médecine 1865.
(4). Marey. — Essai de théorie physiologique du choléra, *Gazette hebdomadaire* 1865.

Fabre (1). « La théorie de Marey, me paraît la seule soute-
nable, disait-il dans ses cours à l'Hôtel-Dieu de Marseille,
mais elle demande, à mon avis, a être rectifiée et à être
complétée.

Rectifiée, car il convient de remarquer que si les deux
périodes (constriction et dilatation) peuvent se rencontrer,
et du reste se rencontrent fatalement chez le même sujet,
elles ne font pas suite nécessairement l'une à l'autre.....
ce qui me paraît digne d'être observé, ce qui me paraît
dominer la scène, c'est moins la succession des deux
périodes, que le défaut d'équilibre dans l'innervation vaso-
motrice, innervation exagérée sur certains points, diminuée
sur d'autres. »

Il ajoute que la théorie de Marey demande à être complétée.

Il y a, d'après Fabre, un trouble d'innervation plus complet que ne le dit Marey, trouble portant sur la moelle et
portant sur l'encéphale, et c'est par ce trouble des centres
nerveux qu'il explique les phénomènes cérébraux et
intestinaux, les crampes, etc.

Ce complément à l'idée de Marey ne me paraît pas nécessaire : les symptômes nerveux qui constituent le syn-
drome cholérique paraissent résulter surtout d'un trouble
vasculaire des organes, et l'on sait que c'est le grand sympathique seul qui règle cette importante fonction ; c'est
donc aux modifications du système nerveux ganglionnaire
qu'il faut rapporter les lésions pathologiques et les phénomènes cliniques observés. Ce qui paraît certain, c'est qu'il
existe une action du principe pathogène sur le sympathi-

(1). Fabre. *Traitement du choléra*, Marseille 1884.

que, et cette action paraît être une excitation. Cette excitation porte sur tous les organes auxquels se distribue ce système, c'est-à-dire les viscères ; elle porte en outre sur les vaisseaux, car le grand sympathique est le nerf vasculaire et viscéral.

Mais pour bien se rendre compte de tous les phénomènes, il faut se rappeler ce fait physiologique, qu'une excitation trop forte ou trop prolongée du système nerveux amène rapidement sa fatigue et par suite sa paralysie.

C'est bien par une excitation nerveuse que débute l'attaque cholérique, et ce qui tend à le prouver, ce sont les symptômes les mieux perceptibles à l'examen des sens, d'abord les phénomènes cardiaques, puis les phénomènes vaso-moteurs. Pour le cœur, je rappellerai les paroles de Laveran (1) : « Parmi les troubles fonctionnels de la circulation, un des plus remarquables est le désaccord qui existe entre la force apparente du cœur et celle de la diastole artérielle. Lorsque les symptômes spasmodiques sont très accusés, l'impulsion du cœur est en apparence énergique : ses battements peuvent même paraître exagérés ainsi que ses bruits qui sont soufflés, et cependant la tension artérielle est imperceptible, soit que le cœur batte à vide (Lorain), que le sang fasse défaut, ou qu'il y ait à la fois asystolie et spasmes du cœur. »

Tous les observateurs, du reste, ont noté ces palpitations et ces spasmes du début, cette exagération non pas seulement apparente, mais bien réelle des mouvements qui dénote une excitation cardiaque : mais cet état dure peu,

---

(1) Laveran. — Art. Choléra du *Dictionnaire encyclopédique des sciences médicales.*

le sympathique se fatigue vite sous cette excitation vio-
lente ; l'action dépressive du pneumogastrique devient
bientôt prépondérante et amène l'asystolie et la paralysie
du cœur, si bien étudiées par Besnier (1) et qui ont pour
conséquences l'éloignement et l'affaiblissement des bruits,
ainsi que la petitesse du pouls. Les phénomènes vaso-
moteurs paraissent au premier abord fort différents. Mais
si on examine bien tous les caractères de la maladie, si on
étudie les lésions que présentent les cadavres des cholériques, on remarque que dans la période algide tous les
capillaires et les petits vaisseaux sont resserrés à l'ex-
ception de ceux du tube intestinal.

Il faut alors nous rappeler le fait qui pour A. Fabre est
le fait capital, je veux dire l'incoordination ou plutôt le
défaut d'équilibre dans l'innervation vaso-motrice.

Cette conception est parfaitement vraisemblable et est
loin d'être en contradiction avec les faits, surtout depuis
la découverte des nerfs vaso-dilatateurs et la preuve qu'ont
fournie MM. Dastre et Morat (2) de la coexistence d'effets
physiologiques qui paraissent si différents et tout-à-fait
opposés : cette preuve résulte de l'expérience suivante :
« Lorsqu'on excite, disent-ils, le sympathique cervical
chez le chien, il se produit une dilatation immédiate, souvent énorme, des vaisseaux de la moitié de la cavité buccale,
des lèvres et des joues. La rougeur devient intense, et l'on
voit se manifester tous les autres phénomènes qui accom-
pagnent habituellement la dilatation des vaisseaux, tels que
chaleur, tuméfaction, redressement et ombilication des

---

(1) Besnier — thèse de Paris, 1866,

(2) Dastre et Morat. — Le système grand sympathique — extrait du *Bulletin
scientifique* du département du Nord, août 1880.

poils, sécrétion des glandes, etc. Les phénomènes sont exactement limités à la moitié de la face qui correspond au nerf excité : une ligne nette sépare le côté rouge écarlate du côté pâle. Ce qui rend le spectacle encore plus remarquable, c'est que, en même temps que ces régions rougissent ainsi, la moitié correspondante de la langue, du voile du palais et de l'épiglotte pâlit de telle sorte que du même côté le contraste des couleurs de la langue est exactement inverse du contraste des couleurs de la cavité buccale. Cette expérience est absolument constante dans ses résultats. »

Elle prouve aussi d'une façon évidente ce que je tenais à faire ressortir, c'est l'existence simultanée de la constriction et de la dilatation vasculaires en des régions différentes et c'est la constatation de ce fait physiologique qui, mis en rapport avec l'action excitante du principe cholérigène sur les vaso-moteurs, servira ainsi de base à la théorie que je défends. Si donc il y a la dilatation du côté du tube digestif, ce qui est la cause de la diarrhée et du vomissement, il y a en même temps la constriction du côté de la peau, ce qui cause le retrait des parties molles et l'algidité ; il y a aussi constriction du côté de certains organes, ce qui amène la diminution des sécrétions, l'anurie, et les troubles des sens.

Voilà des idées qui paraissent le mieux en rapport avec les données cliniques que l'on possède sur les manifestations du choléra. Elle permettent de formuler sur sa nature une opinion qui n'est qu'une hypothèse, mais qui est la seule, à mon avis, qui explique tous les phénomènes constituant le tableau clinique de la maladie.

Le principe contagieux paraît, je le répète, et quelle que

soit sa nature, résider dans les déjections des cholériques ; le rapport des développements des cas avec le régime des eaux potables autorise à penser qu'il s'introduit dans l'organisme par les boissons ou les aliments. Transformé ou non, il passe ensuite dans le sang et transporté ainsi par la circulation aux divers tissus, il impressionne et probablement excite le système nerveux ganglionnaire et détermine ainsi les effets que nous allons passer en revue.

Ce sont les vomissements et la diarrhée qui sont les principaux caractères et les plus constants appartenant au tube digestif. Ils sont loin d'être en rapport avec la gravité des phénomènes, comme le voulait la théorie de la déshydratation du sang. Ils sont souvent peu considérables dans des cas rapidement mortels, alors que la violence du mal semblerait dénoter, si cette théorie était vraie, une exosmose aqueuse considérable. Mais s'ils sont variables, ils sont très fréquents, et marquent que l'estomac et le tube intestinal sont pleins de liquides, dus à une transsudation séreuse qui n'est en rapport qu'avec la vaso-dilatation des capillaires gastro-intestinaux ; une preuve de cette dilatation est l'injection que l'on constate fréquemment dans l'intestin des sujets morts rapidement en pleine période algide, injection qui diminue rapidement pour laisser persister la coloration hortensia décrite par tous les auteurs.

On a voulu donner une autre explication de la diarrhée. Elle serait, pour certains, une simple irritation locale produite dans l'intestin par le micro-organisme. Mais cette hypothèse est fort précaire, en l'état de nos connaissances sur la bactérie cholérigène. Et, en présence des attaques brusques dans lesquelles les symptômes nerveux et autres apparaissent en même temps que la diarrhée, elle est plus aisément explicable par une irritation du système nerveux. Ces évacuations alvines ne débarrassent pas complètement le tube intestinal des matières qu'il contient ; souvent alors on perçoit, en palpant l'abdomen, un ballottement et un gargouillement à grosses bulles qui se rencontrent même dans les cas de prétendus choléras secs: du reste, comme je l'ai fait remarquer, on retrouve toujours à l'autopsie ce liquide diarrhéique, contenu dans les anses intestinales plus ou moins dilatées ; cette dilatation, qui s'étend à l'estomac, à la vésicule biliaire, dénote la paralysie par excitation prolongée des branches du grand sympathique qui se rendent à ces viscères, et c'est elle qui est la cause du gargouillement.

Enfin les évacuations sont faciles et rapides, et souvent, dans les cas très graves, involontaires : c'est la paralysie des sphincters, innervés par le grand sympathique, qui explique ce phénomène.

Reste le hocquet, qui est assez fréquent, mais qui n'est pas un symptôme du début: il ne survient, comme les crampes, qu'après l'apparition du flux intestinal, et de quelques troubles nerveux. N'est-ce pas une véritable crampe du diaphragme, qui reconnaît pour cause, comme celles des membres, la stase veineuse dans les muscles?

J'ai indiqué plus haut l'action du principe pathogène sur le cœur.

L'irritation du sympathique amène une accélération des mouvements de cet organe, laquelle détermine des palpitations et un état spasmodique bien net. Mais cette action cesse vite et à cette excitation fait rapidement suite une paralysie cardiaque qui est la cause directe de la diminution des battements, de la petitesse et de la disparition du pouls,

et la cause indirecte de l'arrêt de la circulation ; nous ver-
rons plus tard que la stase sanguine a une autre cause
puissante, la contraction de tous les capillaires de l'organisme, et nous étudierons alors ses effets.

Les poumons sont en général exsangues à l'autopsie ; ils se
ressentent eux aussi de ce spasme contractile des petits vaisseaux qui empêche le sang de les traverser : de là son
accumulation dans le cœur droit et dans les veines, de là aussi
l'absence d'hématose, parce que le sang ne peut plus arriver
au contact de l'air pour y subir les échanges gazeux nécessaires à sa vie physiologique. Marey explique les phénomènes d'anosmose du poumon par le spasme des petites
bronches, lesquelles se resserreraient et ne permettraient
pas à l'air de pénétrer dans les vésicules pulmonaires pour
oxygéner le sang. Quoi qu'il en soit, le résultat fatal et
prompt de cet état est l'asphyxie, l'anoxémie qui est la
cause de la cyanose, l'accumulation de l'acide carbonique
qui est la cause des crampes. En effet, la crampe cholérique
est un phénomène presque constant, et cette contracture
est très analogue à celle que M. Brown-Séquard produit sur
les animaux auxquels il injecte du sang veineux dans les
artères.

Les mêmes phénomènes de contraction vasculaire se
rencontrent du côté des reins et y produisent l'anurie ;
l'absence de pression artérielle et la non-perméabilité des
capillaires glomérulaires, suspend la filtration urinaire.

Les glandes perdent leurs fonctions physiologiques ; elles
cessent de sécréter ; les larmes, la matière sébacée, le lait
diminuent d'une façon notable pendant la période algide.

Enfin dans les organes des sens, la vaso-constriction amène
des troubles fonctionnels, amaurose, bourdonnements

d'oreille: Grœfe (1) a constaté que, si la circulation persiste dans le réseau vasculaire de la rétine excepté dans l'agonie, le sang contenu dans les vaisseaux est d'ailleurs bien moins abondant qu'à l'état normal et même que dans tout autre état pathologique.

Reste la peau, et c'est de ce côté que l'irritation nerveuse par son action de constriction sur les vaisseaux, détermine les phénomènes les plus marqués, les plus sensibles à la vue, ceux enfin qui donnent au cholérique en pleine période algide cet aspect caractéristique qui le fait ressembler à un cadavre, à tel point qu'il est bien souvent permis de dire que la mort est là qui attend sa proie.

Cette constriction vasculaire généralisée à toute la couche tégumentaire et au tissu cellulo-graisseux sous-cutané détermine le ratatinement de la peau par la diminution de volume des parties sous-jacentes : la peau est plissée, les doigts sont ridés, ainsi que le nez qui s'effile ; un amaigrissement général atteint l'organisme, notable surtout à la face où les pommettes deviennent saillantes et où les yeux s'enfoncent dans leur orbite. Une pâleur générale envahit les tissus : mais elle fait bientôt place à la cyanose, car cette vaso-constriction cutanée vient s'ajouter à celle du poumon, des viscères, des glandes, et à la paralysie du cœur pour augmenter encore, s'il est possible, le ralentissement du cours du sang ; c'est alors qu'apparaissent la cyanose et le refroidissement. Le sang privé d'oxygène donne aux tissus cette coloration bleue si fréquente : en outre, il n'est plus propre aux combustions, il ne transporte plus à la périphérie la chaleur nécessaire et la déperdition du calorique

(1) Grœfe — *Arch. für Opht.* t. XII.

fait naître l'algidité. Cette déperdition de calorique, très prononcée pour la peau, est nulle pour les organes internes, recouverts qu'ils sont par une grande épaisseur de tissus, et c'est delà que naît aussi la chaleur intérieure qui paraît si intolérable.

Enfin, une dernière conséquence, bien plus grave au point de vue du traitement, résulte de cet arrêt de la circulation : c'est la diminution de l'absorption qui, presque complètement abolie dans l'intestin à cause des altérations épithéliales, est aussi diminuée sous la peau et dans le poumon, mais qui persiste cependant et permet ainsi de fonder quelque espoir sur la thérapeutique.

III

CONTAGION.

Nombreuses et intéressantes sont les questions relatives
à l'importation et à la transmission du choléra asiatique.
Mais le cadre de ce travail et les limites que je me suis tra-
cées ne me permettent pas de m'étendre sur les origines de
.cette maladie terrible et dévastatrice, qui, existant aux
temps les plus reculés, puisqu'un médecin Indou, Susruta,
en parle au VIIe siècle, ne fit alors que peu de ravages, et
ne sortit pas du pays où elle était née, mais qui, plus tard,
vers 1817 se répandit dans l'Inde et les pays limitrophes
pour pénétrer de là en Europe et jusqu'en Amérique.

En 1884 les premiers cas se sont montrés à Toulon, et
de là l'épidémie rayonna sur les départements voisins. Par
quelle fissure le choléra est-il entré à Toulon ? C'est là
une question qui a passionné le public médical, je dirai
même l'opinion publique, et qui a donné lieu dans les jour-
naux comme dans les sociétés savantes à des débats aussi
longs qu'intéressants, débats où bien souvent la compé-

tence scientifique des orateurs servie par un brillant talent d'exposition, a amené des joutes oratoires remarquables, mais où bien souvent aussi on n'apportait pour preuves que des faits absolument faux ; ces discussions péchaient par conséquent par la base. Aussi l'entente est bien loin d'être faite ; les opinions les plus diverses, et si j'osais le dire, les plus invraisemblables ont encore leurs champions.

Ces discussions résultent, à mon avis, des milliers de faits que chaque orateur apporte à l'appui de sa cause, faits dont l'observation, comme je viens de le dire, n'est pas toujours d'une rigoureuse exactitude. Les médecins qui les observent sont bien souvent impuissants à se procurer les détails nécessaires à la constitution de l'histoire étiologique relative à un malade ; d'autres pèchent par insouciance ou légèreté d'observation, car je ne veux pas accuser la mauvaise foi, qui ne doit pas être mise en cause dans des questions scientifiques.

C'est ainsi qu'à Toulon la recherche du premier cas a donné libre carrière à toutes ces opinions diverses dont les comptes-rendus ont été portés jusqu'à l'Académie de médecine. On a accusé le transport la *Sarthe* de l'avoir rapporté de Cochinchine ; on a accusé le vaisseau le *Montebello* qui, décimé par le fléau pendant la guerre de Crimée, aurait vu l'année dernière l'épidémie renaître dans son faux-pont. Mon ami, le Dr Randon (1) a réfuté dans sa thèse inaugurale ces opinions si peu fondées. Ne .viendrait-il pas aussi d'Egypte où il régnait en 1883 ; c'est une idée qui a été émise par quelques médecins : M. le Dr Rochard s'est fait

(1) Randon. — *Le choléra à Toulon.* — Thèse de Lyon 1884.

son défenseur devant l'Académie de médecine (1) « Je sais bien, disait-il, qu'il y a 8 mois que le choléra s'est éteint dans cette région ; mais nous ne connaissons pas les limites de la vitalité du germe, et il n'est pas plus invraisemblable de supposer qu'il a sommeillé tout ce temps dans un pays infesté que de penser qu'il nous a été apporté par la *Sarthe* ou qu'il n'est qu'un réveil lointain de la diathèse à bord du *Montebello*. »

Mais, qu'elle qu'ait été la porte d'entrée, le fléau avait envahi la place ; c'était bien le choléra asiatique, c'est-à-dire contagieux, et douze jours après il était dans nos murs.

A Marseille aussi les opinions divergent. Qui donc est le coupable ? Est-ce le lycéen arrivé de Toulon et qui mourut rue de Forbin en créant ainsi le foyer dont les premières victimes, la concierge de la rue de la République 82, et sa petite fille vinrent mourir au Pharo ? Sont-ce ces marchands forains qui avaient traversé Toulon, et s'étaient établis à Marseille dans le quartier de St-Lazare ? Une autre hypothèse est vraisemblable ; on sait que dès l'apparition du fléau, les Toulonnais fuyaient en masse la ville. Ne serait-ce pas quelque fuyard qui aurait transporté le germe du mal ?

Quel que soit l'importateur, l'importation est évidente ; c'est de Toulon que le choléra s'est répandu à Marseille. Là, c'est dans le quartier nord de la ville, entre le boulevard National, la rue Noailles et les ports, qu'il a commencé à sévir ; les premiers malades amenés au Pharo venaient tous de cette partie de la ville ; de là il s'est répandu et a envahi bientôt les autres quartiers.

(1) Séance du 8 juillet 1884.

Il faut se rappeler ici les paroles de Marey devant l'Académie de médecine. Il disait « que les grandes villes se trouvent dans de mauvaises conditions pour apprécier l'origine des épidémies » ; ce n'est que dans une petite localité, dans un village de minime importance qu'on peut étudier avec fruit le début du mal. Dans une agglomération dé quelques centaines de personnes, il est toujours facile de savoir au juste les arrivées et les départs, et par une enquête sévère on pourra connaître ainsi l'importateur et sa provenance.

Je me garderai donc bien de faire cette étude pour Marseille ; du reste les renseignements des malades admis au Pharo ne seraient pas suffisants. Ceux que ces questions d'importation et de contagion intéressent pourront les trouver longuement traitées, et discutées dans la brochure que vient de faire paraître M. le Dr Bouveret ; (1) il a pu étudier le début des petites épidémies de villages dans le département de l'Ardèche ; il a pu voir la distribution des foyers le long des lignes des chemins de fer, suivre l'importation dans presque chaque village, étudier enfin l'influence du passage ou du séjour des importateurs et le début de l'épidémie peu de jours après leur arrivée ; et de ses observations si précises et si minutieuses, il conclut « que dans tous les foyers épidémiques intenses, les eaux potables sont puisées à des sources, citernes ou puits découverts et situés au sein de l'agglomération. Dans les villages contaminés où l'eau potable est puisée à distance de l'agglomération, et surtout à des fontaines jaillissantes, l'épidémie présente le caractère d'une épidémie discrète ou même

---

(1) L. Bouveret. — *Etudes étiologiques sur les foyers cholériques de l'Ardèche.* — Lyon 1885.

avortée. » Et il en déduit au point de vue de la prophylaxie « des conclusions précises et conformes d'ailleurs à
la doctrine qui, en matière d'épidémiologie cholérique, tend
de plus en plus à devenir prépondérante ; ces conclusions
se résument en ces termes : combattre l'importation, débar-
rasser le sol des milieux humides, prévenir la contamination des eaux potables. »

Mais, comme le fait remarquer M. Bouveret, ce sont là
des règles prophylactiques destinées aux agglomérations
rurales. Elles seraient peu commodes à mettre en pratique
dans une grande ville où les communications avec l'extérieur sont si fréquentes et si nombreuses et où il serait
difficile d'agir efficacement sur l'importateur ; on se plaint
déjà beaucoup des entraves commerciales que causent les
quarantaines par mer ; que serait-ce si on appliquait au
mouvement des voyageurs et des marchandises les précautions prophylactiques nécessaires à la préservation du fléau.

Au point de vue de la seconde conclusion, les grandes
villes sont dans de meilleures conditions que les villages.
Le système des fosses d'aisances, inconnu dans les campa-
gnes, tend à se généraliser dans les grands centres de
population ; quant à la propreté de la ville, elle est du
ressort de l'administration municipale ; c'est à elle qu'il
appartient de veiller à l'exécution stricte des mesures
prises par les conseils sanitaires ou les médecins des
épidémies.

La troisième recommandation est, comme la première,
peu pratique dans une grande ville. Comment donc éviter
la contamination des eaux potables ? Cela sera possible
dans un village : on pourra capter une source à son origine
et conduire l'eau par des canaux souterrains jusqu'à une

fontaine jaillissante où viendront s'approvisionner les habitants. Mais comment évitera-t-on à Marseille la contamination des eaux servant à la boisson. Elles proviennent de la Durance par un canal ouvert qui pourra être souillé. Mais en admettant même que celui-là reste indemne, les autres lieux d'approvisionnement d'eaux potables, tels que les puits et citernes qui sont au centre même de l'épidémie, seront exposées aux infiltrations contagieuses et répandront facilement le germe cholérique.

Du reste, la contamination par les eaux potables n'est pas la seule : il y a des observations très rigoureuses dans lesquelles on a reconnu l'absence évidente de ce mode de transmission et le transport de la maladie par des individus sains ayant été en rapport avec les cholériques. J'en connais deux que je veux citer :

Le premier est celui d'un jeune garçon de 13 ans, qui fut emporté par le fléau en trente heures, malgré l'espérance que j'avais en voyant la réaction qui commençait à s'établir. Il faut remarquer que le frère de ce jeune homme travaillait comme maçon à l'hôpital du Pharo et avait des rapports fréquents avec sa famille.

Le second cas a été rapporté par mon ami le docteur Boy-Teyssier. « A la rue Thiers, dit-il (1), une femme que je soignais pour des abcès froids et qui pour cette raison n'était pas sortie depuis 8 mois, a été atteinte du choléra. Elle buvait de l'eau du canal filtrée ; le système de vidanges de la maison est celui des tinettes : enfin cette femme n'a eu d'autre communication qu'avec son mari. Or cet homme, servant dans un magasin de literie, avait été employé dans

(1). *Marseille-Médical.* — Août 1884.

la journée précédente à transporter des lits au Pharo dans le service des cholériques. C'est le soir que sa femme fut frappée. »

Ces exemples sans être très nombreux se rencontrent cependant ; ne pourrait-on pas dans ces cas, au lieu de croire à la transmission par l'air et incriminer l'atmosphère qui entoure le malade, admettre le transport par les mains ou les vêtements. Un ouvrier travaillant au Pharo, et en contact avec des cholériques, peut facilement voir ses mains ou ses habits souillés par des déjections. Il transportera ce germe chez lui, et par là s'explique la contamination des objets qui lui servent et qui servent à sa famille.

Au point de vue de la contagion, un fait nous intéresse. Ce sont les cas développés soit en ville, soit à l'hôpital même et dont la naissance peut être imputable aux malades du Pharo.

Les deux faits que je viens de rapporter en sont des exemples frappants : il y en a deux seulement ; qui sait s'ils n'ont pas été plus nombreux et si les rapports trop fréquents qui existaient entre l'hôpital et l'extérieur n'ont pas été la cause de la création de quelques-uns des foyers de la ville.

Le personnel hospitalier n'a fourni aucune victime ; mais sur un total d'une soixantaine de personnes affectées au service des malades, dix environ ont été plus ou moins touchées par le mal. C'étaient en général des cholérines : deux infirmières volontaires seulement, ont eu chacune une atteinte de choléra algide très grave, et ont été à deux doigts de la mort. Quant aux blanchisseuses, elles furent indemnes et ne présentèrent que quelques cas de diarrhée sans importance ; on sait cependant que la profession de

blanchisseuse est une de celles qui sont le plus exposées.
M. Trastour pense que cette immunité presque absolue est
due aux mesures de désinfections pratiquées au Pharo,
mesures qui consistaient à verser une forte solution de
chlorure de zinc dans le lavoir destiné à recevoir les linges
des cholériques.

Il faut croire évidemment à l'efficacité de cette désinfection et c'est là une cause très naturelle et fort compréhen-
sible d'immunité pour ces femmes. Mais pour elles, comme
pour tout le personnel nourri à l'hôpital, ne faut-il pas
mettre en ligne de compte l'eau des boissons. C'était l'eau
du canal de la Durance qui alimentait le Pharo, et c'est la
seule, avec des eaux minérales diverses, dont ont ait fait
usage pendant toute l'épidémie. On aurait eu certainement
beaucoup plus à craindre, si on avait été obligé de s'approvisionner à un puits ou à une citerne du voisinage ;
malgré le système de tinettes mobiles les infiltrations
auraient pu facilement souiller cette eau et des accidents
très graves auraient pu survenir parmi le personnel.

Pour résumer ces considérations diverses, voici quelles
sont les conditions étiologiques les mieux fondées de l'épidémie cholérique. C'est Laveran (1) qui nous les donne :
« Les déjections des cholériques sont les voies les plus
ordinaires de la contagion, en donnant au mot contagion
son sens le plus large, c'est-à-dire la propriété que possède
une matière émise du corps d'un individu malade, de communiquer à d'autres individus la maladie du premier ; que
l'agent de cette transmission soit d'ailleurs liquide, solide
ou gazeux ; que la communication ait lieu par contact ou

(1). Laveran. — Art. choléra in *Dictionnaire encyclopédique des sciences
médicales.*

tout autre moyen ; que la substance transmise soit un principe immédiat ou un être vivant, microphyte ou microzoaire. »

Ces données qui résumaient les connaissances scientifiques il y a dix ans sont encore vraies aujourd'hui, car malgré la découverte du micro-organisme en virgule, sa spécificité cholérigène n'est pas suffisamment prouvée pour être considérée comme une vérité fondamentale, et la connaissance du principe contagieux est encore un problème, bien désirable à cause des conséquences pratiques qui en résulteront, mais qui est peut-être encore loin de recevoir une solution.

IV

TRAITEMENT.

C'est une question excessivement importante que celle du traitement du choléra, à cause de la gravité de l'attaque, à cause de la rapidité avec laquelle elle frappe, à cause de la contagiosité et de la facile expansion du fléau.

En présence de ces faits, en présence des effets vraiment désastreux de la propagation du mal, il est terrible de constater le peu de résultats qu'obtient la thérapeutique et l'inanité des moyens que le médecin a en son pouvoir. Il y a cependant une grande consolation à songer que la prophylaxie est toute puissante. Les précautions que prennent les Gouvernements quand il s'agit de l'intérêt public, l'observation exacte d'une hygiène bien entendue, si l'on considère la prophylaxie privée, sont d'un grand poids, quand on est en présence de ce terrible fléau.

Je ne dirai rien de toutes ces mesures préventives publiques ou privées : je ne pourrai que répéter les bons conseils que M. le docteur Mireur a donnés dans son ouvrage (1). Je me bornerai à dire quelques mots d'une question qui nous touche de près, et qui a bien son importance, je veux dire l'isolement des cholériques dans des hôpitaux spéciaux.

Depuis que la contagion du choléra est universellement admise, si universellement que l'apôtre de la doctrine anticontagioniste, M. Jules Guérin, paraît être aujourd'hui le seul de son opinion, l'isolement des cholériques est partout mis en pratique, lorsque les conditions matérielles le permettent.

A Marseille, dès l'apparition du fléau, c'était la première question dont on dut s'occuper, et la plus importante. L'Administration la résolut dans ce sens en improvisant l'hôpital du Pharo. « La seule objection qu'on puisse faire au choix de ce monument, dit M. le docteur Trastour (2) c'est son éloignement de certains points excentriques de la ville et par conséquent la durée trop longue du transport des malades de ces quartiers à l'hôpital auxiliaire.

Cet inconvénient était en partie compensé par la bonne organisation des bureaux de secours, qui disposaient de moyens de transport très rapides. » En outre, les cholériques, en arrivant au Pharo, trouvaient un personnel dont l'unique mission et l'unique désir étaient de disputer le plus de victimes à la mort.

On avait, en effet, à craindre la propagation de l'épidémie dans les hôpitaux généraux. Cette conséquence a été évitée grâce à l'isolement et tandis qu'en 1865 (3) le nom-

---

(1) Mireur: *Etude historique et pratique sur la prophylaxie et le traitement du choléra.* Marseille 1884.

(2) Trastour: Ouvrage cité.

(3) Seux: *Le choléra dans les hospices civils de Marseille, en 1865.*

4

bre de ces cas avait été de 146 (56 à l'Hôtel–Dieu, 78 à la Conception et 12 à la Charité), ils se réduisirent pour notre épidémie à 43 dans ces trois hôpitaux.

« L'isolement enfin, ajoute M. Trastour, nous offre encore des avantages au point de vue de la mortalité. On a, en effet, remarqué que dans les hôpitaux de Paris, la mortalité a été de 55 % en 1849, et de 53 % en 1853, lorsque l'isolement n'était pas pratiqué. En 1865, les cholériques étaient placés dans des salles spéciales, elle tomba à 51,25 %. Elle n'a été au Pharo que de 50,90 %.

« Comme complément à cette saine pratique de l'isolement, l'Administration décida de consacrer une salle de l'hôpital du Pharo aux malades qui ne présenteraient, à leur entrée, que des symptômes cholériques douteux. Ces malades étaient soumis à une observation minutieuse et, selon la marche de leur affection, on les gardait dans cette salle d'observation ou on les faisait passer dans les salles de cholériques. »

Il y avait, en outre, des salles spéciales pour les convalescents, où ces derniers étaient à l'abri du triste spectacle qu'offraient les salles de cholériques, surtout pendant les journées les plus meurtrières de l'épidémie.

Ce contact permanent avec des malades en pleine période algide, râlant sur leur lit de douleur ou en proie au délire de la réaction, les allées et venues nécessitées par l'arrivée des nouveaux malades et l'enlèvement des cadavres auraient eu un effet moral déplorable sur la convalescence.

La crainte que l'on avait, que les hôpitaux de cholériques fussent des foyers d'infection, n'a pas été confirmée par l'expérience. Les mesures sévères de désinfection et l'isolement du Pharo en sont la cause. Il est vrai que le château du

Pharo est sur un plateau qui domine la mer, entouré d'un parc d'une grande étendue, et que les quelques maisons du quartier sont éloignées du bâtiment de plus de 300 mètres. Ce quartier environnant est resté indemne et n'a présenté que quelques rares cas pendant l'épidémie. Parmi ces cas, je dois citer celui du jeune frère de ce maçon qui venait travailler au Pharo et qui fut emporté en quelques heures par le fléau.

Une conséquence nécessaire de l'isolement est la mise en pratique de mesures de désinfection et leur observation rigoureuse relativement aux déjections, aux linges, aux vêtements, aux récipients servant aux cholériques, enfin aux objets mobiliers.

Cette désinfection, à l'hôpital du Pharo, fut des plus parfaites et cela grâce aux soins et à la vigilance de mon excellent maître, le docteur Trastour (1), qui ne cessait de faire comprendre à tous ses subordonnés l'importance de cette mesure.

Je dois ajouter que les communications avec la ville étaient des plus rares; seuls M. Clauzel, l'administrateur délégué, et MM. Trastour et Nicolas-Duranty communiquaient librement avec l'extérieur. Les internes n'avaient que très rarement des permissions; les sœurs et les infirmiers n'allaient jamais en ville. La règle était sévère et personne ne s'en serait plaint si des abus ne s'étaient produits, non pas parmi le personnel du Pharo, mais parmi les étrangers. Malgré la défense de l'Administration, les visites étaient fréquentes. De nombreux visiteurs, dont je ne mets pas en doute un instant le but louable, à moins que ce but si louable n'ait été qu'une vaine curiosité, venaient au Pharo,

(1) Ouv. cité, page 43.

entraient même quelquefois dans les salles, et, après une désinfection toute sommaire, sans changer de vêtements, rentraient en ville y porter peut-être le principe contagieux. Certes, si c'est l'isolement que l'on recherche dans les hôpitaux de cholériques, il faut qu'il soit complet pour les malades, comme pour le personnel valide.

Cette désinfection sommaire rappelle celle que l'on faisait subir aux voyageurs et aux marchandises dans les gares du chemin de fer. C'est une mesure qui n'a rien de bien vexatoire, mais qui, de l'avis de tous, est radicalement inutile, et M. le docteur Rochard s'en plaignait avec raison à l'Académie de médecine (1). « Si j'avais pris le germe du choléra à Toulon, disait-il, ce n'est pas cette fumigation qui m'aurait empêché de le communiquer à la population parisienne. Si l'un de nous avait eu dans ses bagages du linge souillé de déjections cholériques, les vapeurs d'acide phénique n'auraient pas été les atteindre à travers les parois des malles. »

Il faut ajouter que chaque jour, au début de l'épidémie, deux mille personnes environ quittaient Marseille, et qu'il eût été fort difficile, pour ne pas dire impossible, de désinfecter tous ces individus couverts de leurs vêtements, de faire subir la même opération à leurs malles et d'exposer leur contenu aux fumigations et au surchauffement qui sont absolument nécessaires, si l'on veut avoir quelque chance de détruire le principe contagieux.

Quant au traitement curatif, il est peu efficace ; la triste expérience est là pour rabattre des prétentions de ces guérisseurs quand même, de ces optimistes de toutes classes,

(1) Ac. de Médecine, 8 juillet 1884.

de toute opinion, de toute méthode qui prétendent sauver 90 0⸝0 de leurs malades. Il est vrai que ces faiseurs de statistiques consolantes mettent à leur actif, au chapitre des '' guéris'', des malades qui, en fait de choléra, n'ont jamais eu que la peur du mal : ils n'ont qu'une excuse, si c'en est une, c'est leur fidélité aux principes d'une médecine en discrédit complet, ou leur ferme confiance en des remèdes dont la spécificité est plus que douteuse.

Que de remèdes, en effet, n'a-t-on pas inventé contre le choléra! Toute la matière médicale y a passé! Tout a été prôné et même dans ces derniers temps la gymnastique !! C'est certainement dans un but utile et louable que tous ces efforts ont été tentés, et on ne doit que féliciter les cliniciens ou les expérimentateurs qui, se basant sur une vertu plus ou moins reconnue de quelque agent thérapeutique, ou prenant pour point de départ de leur méthode une conception plus ou moins ingénieuse sur la nature du choléra, ont fait faire à la thérapeutique du terrible mal qui nous occupe des progrès qui, s'ils sont lents, n'en sont pas moins réels. Il ne faut pas, en effet, désespérer des ressources de l'art en présence d'une maladie dont nous ignorons la cause. Si nous ne pouvons combattre cette cause, si nous sommes désarmés contre elle, puisqu'elle nous échappe, nous pouvons toujours essayer de mettre l'organisme en état de lui résister, relever ses forces, lorsqu'il a subi l'atteinte du mal et le rendre apte à réagir. C'est là une pratique rationnelle en l'état de la science, et je ne saurais oublier les sages préceptes par lesquels M. le docteur Trastour (1) termine son ouvrage : « Après avoir sacrifié, nous dit-il,

(1) Trastour. ouv. cité.

aux idées nouvelles et expérimenté les remèdes microbicides, je suis revenu aux saines doctrines de la thérapeutique rationnelle que j'ai toujours pratiquée avec la plus grande prudence et la plus grande modération, aussi la conclusion que je crois pouvoir tirer de tout ce qui précède au point de vue thérapeutique est la suivante : Dans le traitement du choléra, on doit exclure toute médication systématique et faire uniquement la médecine des indications. »

Tous les nombreux remèdes que l'on a expérimentés durant les diverses épidémies qui ont désolé l'Europe ne furent pas employés au Pharo. Je ne parlerai dans ce travail que de ceux que nous employâmes, en faisant suivre leur étude de quelques considérations basées sur les observations qu'ils nous fournirent.

Évacuants. Ils ont été préconisés dans le traitement du choléra, mais, comme pour tous les remèdes, ils ont été trop vantés par leurs partisans désireux de favoriser l'élimination du poison cholérique et leur action doit être restreinte à certains cas particuliers. Ils devraient être complètement proscrits d'après certains auteurs, qui reprochent à ce genre de remèdes de favoriser l'expansion complète du mal. Mais la clinique est là qui s'est prononcée et nous fournit des indications précieuses : elle fait une distinction très importante entre les vomitifs qui sont utiles et les purgatifs qui sont nuisibles.

Je dis vomitifs : je devrais seulement parler de l'ipéca, vanté par Briquet, Oulmont et Horteloup. Il convient au début, dès l'apparition des symptômes, lorsque l'état cholérique ne s'établit pas franchement et surtout quand il existe concurremment un état saburral de la langue très prononcé. Son emploi amène une détente ; il détermine le calme, la moiteur, l'amélioration sensible de l'état général. Peu de cas au Pharo nécessitèrent son emploi. « Pour ma part, dit M. Trastour, je n'en ai usé qu'une fois au début de la période algide et deux fois dans la période de réaction ; dans le premier cas, le malade mourut. Les deux autres malades étaient : un ictérique avec un état saburral très prononcé ; une femme qui avait aussi la langue très sale et qui continuait à vomir pendant la réaction. Dans ces deux derniers cas, le vomitif produisit un effet très salutaire. »

Quant aux purgatifs, et surtout aux purgatifs salins, il faut, avec Gubler et Desnos, les rejeter absolument, car des observations très nombreuses ont prouvé qu'ils avaient souvent donné un coup de fouet à la maladie, et transformé un cas de choléra léger en choléra foudroyant.

A peine peut-on employer les laxatifs, l'huile de ricin, par exemple, chez des malades en réaction, comme M. Trastour le faisait au Pharo, et chez lesquels toute évacuation alvine avait cessé depuis plus de 48 heures.

Astringents et absorbants. De cette classe de médicaments, deux sels de bismuth, le sous-nitrate et le salicylate, puis le ratanhia furent seuls employés au Pharo. Le sous-nitrate de bismuth était donné en potion associé au laudanum et au sirop de coing, aux doses ordinaires de 4 à 10 grammes, de même que le salicylate de bismuth dont nous avons retiré à peu près les mêmes effets. Ils modéraient les évacuations alvines, soit la diarrhée du début dans les cas légers, soit la diarrhée qui persistait quelquefois après l'attaque et pendant la convalescence.

Le ratanhia fut employé en lavements, surtout pendant la période de réaction, pour combattre les diarrhées si tenaces que l'on rencontre quelquefois. On donnait deux fois par jour un lavement ordinaire suivi de l'administration d'un quart de lavement avec 2 grammes d'extrait de ratanhia auquel on ajoutait quelques gouttes de laudanum. Cette médication donna toujours de bons résultats : elle dût être employée longtemps chez deux malades : un pêcheur de 55 ans, Pascal X..., qui, admis au Pharo le 14 juillet en état d'algidité cyanique, entra en convalescence le premier août et ne sortit que le 16 septembre ; pendant tout ce temps il garda une entérite qui ne céda qu'aux lavements de ratanhia que l'on donnait concurremment avec l'extrait thébaïque. Le second était un mousse de 15 ans, Michel Servais, chez lequel le flux intestinal ne s'arrêta que par la continuation de ce remède et l'application sévère du régime lacté.

Narcotiques. L'opium a toujours été en grand honneur dans la thérapeutique du choléra, et certes, il mérite dans certains cas la réputation qu'on lui a faite, mais pas cependant jusqu'à excuser le fol engouement qu'on avait pour lui. Pas d'individu qui n'eût dans sa poche un petit flacon de laudanum pour parer aux premiers accidents de l'attaque : c'était pour le public le fétiche préservateur : quelques gouttes du médicament sauvaient d'une mort certaine ; mais, comme en tout chose, l'abus est condamnable, et l'administration exagérée de ce remède fut souvent cause, surtout chez les enfants, d'empoisonnements et de troubles profonds de l'intestin.

Le laudanum était employé contre la diarrhée avec le bismuth, seul ou concurremment avec les excitants dont je parlerai tout à l'heure ; mais c'est surtout au principal alcaloïde de l'opium, à la morphine, que nous avons eu recours au Pharo, et je dois dire qu'elle nous a rendus de très grands services. C'est en injections sous-cutanées que nous donnions ce médicament, et cette préférence pour l'administration par la voie hypodermique est justifiée par l'intolérance gastrique pour tous les liquides, et par la suspension de l'absorption dans l'intestin.

On a longuement discuté cette question de l'absorption par la voie hypodermique : on a fait de nombreuses expériences et, comme dans beaucoup de cas, les résultats sont contradictoires. Si Gubler a échoué avec la quinine, Dupré et Lallier avec l'atropine, Isambert avec le curare, Bourdon avait eu des résultats favorables et Gubler lui-même remarquait l'action de l'alcool dont il se servait comme dissolvant. On est donc encore fort incertain sur l'absorption hypodermique dans le choléra. Mais il me paraît que cette question n'est pas discutable : que l'absorption par la voie sous-cutanée est très réelle et très rapide et que, dans les essais que l'on a tentés, le facteur principal, celui dont on devait tenir le plus grand compte, je dirai presque le seul qu'on dût rendre responsable des insuccès, est le ralentissement de la circulation.

On sait, en effet, que l'absorption se compose de deux temps : 1° Un stade d'absorption proprement dite pendant lequel la substance absorbable a à traverser, pour arriver dans le sang, les membranes épithéliales et celles des capillaires sanguins interposées entre les deux milieux. 2° Un stade de généralisation ou de transport par la circulation du point où la substance a été absorbée jusqu'aux divers tissus.

Il en résulte que ce qu'on appelle rapidité de l'absorption se compose de deux facteurs l'un variable, c'est l'absorption proprement dite, l'autre constant à l'état physiologique, mais variable aussi en l'état de maladie, c'est la généralisation de la substance à travers l'organisme.

Mais avec l'emploi de la méthode hypodermique, lorsque la solution médicamenteuse est versée directement dans les interstices du tissu conjonctif, elle passe, si l'on admet les idées de l'école allemande, dans le réseau lymphatique, puis dans le canal thoracique pour arriver au cœur et être versée de là dans la petite, puis dans la grande circulation ; si, au contraire, on admet l'opinion de Sappey et de l'école française, qui ne croient pas à la communication des lymphatiques avec les mailles du tissu conjonctif, la substance devra traverser la couche cellulaire qui forme la paroi des capillaires lymphatiques, (1) et de là passera directement dans le sang.

Dans ce cas, le premier stade de l'absorption aura lieu ; l'intégrité de ces tissus est parfaite, de là résultera l'intégrité de la fonction, et les capillaires sanguins ou lymphatiques du tissu conjonctif laisseront facilement passer la substance médicamenteuse.

Il n'en est pas de même pour le canal intestinal ; un médicament introduit dans sa cavité rencontre un épithélium malade, violemment enflammé. Il n'est donc pas étonnant que l'absorption, je parle toujours de son premier stade, ne puisse se faire ou soit très lente.

(1) Je fais allusion ici à la théorie énoncée dans l'anatomie de Sappey, qui admettait la communication du réseau de capillicules lymphatiques avec les capillaires sanguins par des canaux filiformes en forme d'aiguilles. M. Sappey est revenu sur cette opinion (*Académie des Sciences*, juin 1883), et par un procédé de macération, que je n'ai pas à décrire ici, a reconnu l'absence de communication entre les deux réseaux : mais pour lui le réseau lymphatique est toujours fermé et complètement indépendant des cellules du tissu conjonctif. Il explique donc l'absorption sous-cutanée par l'endosmose de la substance, des lacunes conjonctives, dans les lymphatiques, à travers les parois de ces derniers.   F. G.

En outre, aurait-elle lieu, elle serait forcément ralentie : on sait, en effet, que la dilatation paralytique des petites artères augmente l'afflux du sang et par suite la pression dans les capillaires (Ranvier), et que cette augmentation de la pression sanguine tend à diminuer l'absorption.

Il me paraît donc bien évident que cette absorption est impossible ou très difficile par le tube digestif et qu'elle est, je ne dirai pas probable, mais absolument certaine et facile par la voie hypodermique.

La substance a donc pu aisément pénétrer dans le sang, et alors commence le deuxième stade de l'absorption en général, le stade de généralisation. Alors, que la substance ait pénétré par l'intestin, ou qu'on l'ait versée dans le sang par la voie hypodermique, sa marche, sa rapidité de transport, la promptitude de son action sur les éléments anatomiques, sont absolument identiques et résultent de l'activité circulatoire de l'individu. Claude Bernard a montré que toutes les fois qu'on empoisonne un animal par une injection sous-cutanée (de curare, par exemple), l'action toxique, pénétration, transport et action sur les tissus est très rapide et dure au plus quatre minutes, dont seulement sept secondes sont employées au transport de la substance à travers la grande et la petite circulations. D'autres physiologistes pensent qu'il faut au moins 30 secondes pour ce voyage, mais en tous cas le temps est minime.

Ici les conditions physiologiques sont changées : le ralentissement du sang dans le choléra est une chose évidente.

Je pense donc que les insuccès doivent être mis sur le compte de la gravité des cas dans lesquels on a fait l'expérience et que l'absorption véritable ne doit pas être mise en cause : nulle dans l'intestin, elle est facile et normale par la voie hypodermique, et l'on ne devra plus se demander, comme M. Constantin Paul l'a fait devant la société thérapeutique de Paris, si les médicaments introduits par la voie hypodermique sont absorbés pendant l'état algide, mais bien s'ils sont rapidement transportés dans les tissus. De leur marche rapide et non de leur absorption, résultera leur action certaine et l'espoir de conjurer le danger.

On me pardonnera, je pense, cette digression physiologique peut-être un peu longue ; mais je tenais à bien montrer la réalité de l'absorption hypodermique ; ce qui prouvera, je l'espère, l'utilité des injections sous-cutanées dans le traitement du choléra, moyen que le professeur Augustin Fabre qualifie d'héroïque.

La théorie veut qu'on emploie cette méthode thérapeutique, la clinique et l'expérience diront le cas qu'il faut en faire.

La morphine, l'éther et l'atropine furent les seuls médicaments injectés sous la peau. La morphine a une action calmante réelle et très efficace. Les reproches qu'on lui a faits, production d'une stupeur considérable pendant la réaction (Rochard), accidents à cause de sa non élimination par les urines qui sont supprimées (Dujardin-Beaumetz) ou collapsus plus marqué (Cunéo), ne sont pas fondés. M. Trastour leur a apporté des objections irréfutables.

Les résultats obtenus à l'hôpital du Pharo furent réellement remarquables. Sur 35 malades chez lesquels j'ai observé rigoureusement l'effet des injections de morphine, 29 présentèrent un amélioration bien sensible des symptômes contre lesquels elles étaient dirigées.

Ce sont les crampes , les vomissements et le hoquet

contre lesquels elles avaient une efficacité réelle ; lorsque les autres remèdes et surtout les frictions simples ou térébenthinées avaient échoué contre les crampes si douloureuses des membres, on employait la morphine que nous injections soit *loco dolenti*, soit sur le tronc.

Les injections faites aux mollets ne m'ont pas paru avoir d'action plus efficace sur les douleurs musculaires des membres que celles faites au tronc, et cela se comprend sans peine à cause du passage de la substance médicamenteuse dans la circulation. Quel que fut le lieu choisi pour l'injection, si la circulation était assez rapide pour permettre au principe d'agir, les symptômes douloureux se calmaient, même assez rapidement, puisque quelquefois on obtenait une amélioration sensible au bout de quelques heures. Cette amélioration portait autant sur les crampes des membres que sur le hocquet, véritable crampe du diaphragme, sur les douleurs thoraciques, véritables points de côté que l'on pouvait considérer comme des crampes des muscles des parois, enfin sur les crampes stomacales que la glace ou les boissons gazeuses n'avaient pu maîtriser.

Contre les vomissements, un moyen préconisé à Toulon au début de l'épidémie fut essayé au Pharo ; je veux parler des applications de collodion sur la paroi abdominale. Je ne sais quelle est l'idée théorique qui a poussé certains médecins à user de ce remède ; mais la clinique le repousse entièrement. Je l'employai dans 6 ou 8 cas ; dans un seul, j'eus une amélioration sensible ; mais je la mis plutôt sur le compte des injections de morphine que je faisais en même temps.

Pour ces dernières, nos résultats sont en contradiction

avec ceux qu'à obtenus M. le docteur Cunéo, à Toulon, pendant la même épidémie : son jugement sur ce moyen thérapeutique est un peu trop sévère. Il les proscrit absolument : « Malheureusement dit-il, (1) nous avons pu constater non seulement l'inanité, mais encore l'action nuisible de ces préparations employées en injections hypodermiques sous la forme de chlorydrate de morphine. »

Ce n'est pas là l'opinion de mon maître, M. Trastour, qui, comme nous avons pu nous en convaincre au Pharo, pense que la morphine, outre son action sur les symptômes nerveux, a un action excitante et régulatrice sur le système circulatoire et, comme l'ont démontré Pécholier et Huchard, paraît aider au relèvement du pouls.

L'atropine paraît préférable à M. Cunéo ; les résultats obtenus au Pharo, résultats qui ne sont basés que sur quelques rares observations, ne sont pas supérieurs à ceux fournis par la morphine.

Enfin l'éther, dont je parlerai au chapitre des excitants, a été aussi administré en injections sous-cutanées, mais ce moyen ne nous a jamais bien réussi ; et l'excitation toute passagère qu'il déterminait cédait rapidement et faisait place à un état de collapsus qui se terminait fréquemment par la mort.

En résumé, l'emploi de la méthode hypodermique doit être préconisé : mais il ne faut pas en faire une panacée : il faut bien songer, comme je l'ai déjà dit, que les insuccès ne doivent pas être mis sur le compte de l'absence d'absorption : l'absorption existe, mais dans les cas graves, elle est rendue inutile par le ralentissement si considéra-

(1) Raudon — *Thèse de Lyon 1884.*

ble du sang. On sait que l'absorption est encore plus rapide par le poumon ; ce doit être une raison pour préférer les remèdes qui, comme j'en dirai un mot plus loin, peuvent être donnés en inhalation ou sous forme de vapeurs. Mais là aussi on se heurte quelquefois à un écueil, la stase sanguine, qui est cause de nombreux mécomptes dans l'essai de ces remèdes.

Excitants. — Ils peuvent être administrés à l'intérieur et à l'extérieur.

Ils ont été donnés à l'intérieur pour conserver la force du cœur qui faiblit, provoquer la réaction et ranimer l'action nerveuse épuisée ; telles sont, en effet, les indications les plus pressantes. L'acétate d'ammoniaque, l'éther, l'alcool étaient les plus fréquemment employés ; on associait souvent l'acétate d'ammoniaque à la dose de 5 à 10 grammes à l'éther dont on donnait de 1 à 4 grammes dans une potion gommeuse. L'acétate m'a paru toujours avoir une action prédominante sur l'asthénie du cœur ; son administration, lorsqu'il était absorbé, fut toujours suivie d'un relèvement du pouls et d'une diminution de la cyanose ; j'observai surtout bien nettement ces symptômes chez mon malheureux ami, Auguste Rébitté, externe des hôpitaux de Paris, qui était en ce moment à Marseille auprès de son père gravement malade, et qui voulut payer son tribut de dévouement en se faisant attacher comme adjoint à un bureau de secours ; il fut pris le 25 juillet d'une attaque cholérique foudroyante, et, malgré l'espoir d'une réaction qui commençait à s'établir, fut emporté par le fléau au bout de 36 heures.

L'éther m'a paru avoir un inconvénient résultant de son odeur, qui est pour quelques individus fort désagréable :

il provoquait des nausées et même des vomissements qui
·s'arrêtaient quand on cessait d'administrer ce remède.
L'alcool était donné aussi en potion, mélangé à l'eau de
mélisse ou sous-forme d'alcool de menthe, de vin de Bor-
deaux ou de thé au rhum. Enfin le café nous a été très
utile non à la période algide, mais pendant la réaction pour
combattre la somnolence et la stupeur qui persistaient quelquefois pendant plusieurs jours de suite.

Du reste, c'est avec modération qu'on doit user de la
médication stimulante. « La règle de cette médication,
dit Laveran (1), est de donner aux forces vives une impulsion modérée vers une réaction favorable sans en dépasser
la mesure, » C'est là un conseil fort sage, conseil suivi par
M. le docteur Trastour à l'hôpital du Pharo : car des abus
que l'on a certainement commis sont nés les reproches faits
à ce traitement de produire une irritation intestinale tenace,
de même qu'on a accusé l'opium employé pendant la période
algide de donner lieu à l'état comateux de la période de
réaction. « Je crois, ajoute M. Trastour, n'avoir mérité par
ma thérapeutique ni l'un ni l'autre de ces reproches ; car
dans toutes les phases de la maladie je ne me suis servi que
de doses toujours modérées, et je n'ai jamais fait de médication incendiaire. »

La picrotoxine, alcaloïde de la coque du Levant, ne nous a
pas donné de résultats. Elle fut administrée à une quinzaine de
malades en état algide, à la dose de· 0, 01 centigramme dans
une potion alcoolique de 120 grammes par cueillerées à café
tous les quarts d'heure, en diminuant la dose lorsque la réaction commençait. Tous ces malades moururent, sauf un, le

---

(1) Art. Choléra du *Dict. encyclopédique.*

nommé Louis Marchetti, jeune domestique de 18 ans, qui entra au Pharo le 7 juillet en état algide, presque sans pouls. On administra de suite une potion à la picrotoxine, sans préjudice des moyens usuels d'excitation externe ; le lendemain, 8, la réaction commençait et l'algidité avait sensiblement diminué ainsi que la petitesse du pouls ; mais l'anurie persistant, M. Trastour avait porté un pronostic défavorable. Le 9 juillet le mouvement réactionnel persiste, et l'urine apparaît ; on cesse alors la picrotoxine et l'amélioration augmente de jour en jour. La réaction cependant ne fut pas franche ; le 12, ce malade eut un commencement d'état typhoïde avec stupeur. langue sèche, prostration, que l'on combattit par les moyens ordinaires. Mais l'apparition de plaques scarlatiniformes sur les avant-bras fut le signal de la convalescence et le malade sortit guéri quelques jours après.

Aux excitants internes doivent être ajoutées les inhalations. Inhalations d'oxygène, d'ozone et de chloroforme furent employées au Pharo. Leur usage repose sur un principe vrai, la rapidité de l'absorption par la muqueuse pulmonaire ; mais leur action est basée sur des idées théoriques différentes ; quant à leurs résultats, ils ne paraissent pas en rapport avec l'idée qu'on s'était faite de leur supériorité ; mais je dois dire, pour l'oxygène seulement, qu'il constitue cependant un adjuvant très utile.

C'est dans la forme asphyxique surtout, quand la cyanose est très prononcée, lorsque le ralentissement de la circulation est tel, que les échanges gazeux du poumon nécessaires à l'entretien de la vie sont considérablement diminués, c'est surtout alors que l'oxygène est utile. Il agit en

5

régénérant (1) les globules sanguins chargés de le transporter aux tissus dans lesquels il doit être brûlé, et par
suite en augmentant les propriétés vitales de ces tissus et
en les mettant dans de meilleures conditions de résistance
à l'action dépressive du poison cholérique. On sait, en effet,
d'après Brown-Séquard, que l'oxygène excite les tissus
contractiles et les tissus nerveux.

Des essais avaient été tentés à Toulon pour donner l'oxygène à haute pression. On faisait respirer le gaz en intro-
duisant le tube du réservoir où il était condensé dans une
narine, ou bien à l'aide d'un masque. J'avoue que cette
pratique me paraît peu rationnelle : dans le premier cas,
ce n'est pas de l'oxygène comprimé que l'on donnait aux
malades, mais de l'oxygène à la pression atmosphérique et
mélangé à de l'air.

Dans le second cas, la pression était maintenue, il est
vrai, dans l'intérieur du masque ; mais je crois que le seul résultat qu'on pouvait en obtenir était un emphysème trauma-
tique comme celui que l'on détermine quelquefois chez les
enfants, chez qui l'on pratique la respiration artificielle pour
remédier à leur état de mort apparente. Un autre reproche,
et très grave, qu'on pouvait faire à cette méthode, est son
danger ; car Paul Bert a démontré que lorsque ce gaz est
comprimé, il devient toxique et agit alors comme un poison convulsivant.

Mais ici, il ne s'agit pas de faire pénétrer dans les vésicules
pulmonaires une grande quantité d'oxygène, et sous une

---

(1) Ce n'est pas là l'opinion de tous les observateurs. M. Quinquand (*Bulletin
de la Société de Biologie* — nov. 84.) fait remarquer, au contraire, qu'il a plutôt
une action calmante et sédative. Il affirme s'en être servi avec succès chez des
phtisiques pour combattre les hémoptysies.

forte tension, pour régénérer les globules sanguins ; il suffit de faire pénétrer daus les canaux trachéo-bronchiques, le gaz a la pression atmosphérique et de faire faire de profondes inspirations aux malades. C'est ce que nous fîmes au Pharo. L'oxygène était contenu dans des ballons en caoutchouc d'une capacité de 20 litres et munis d'un tube flexible terminé par un autre tube en verre que le malade tenait entre ses dents. Une compression légère faite sur le ballon faisait sortir le gaz qui se répandait dans la bouche et l'arrière cavité des fosses nasales et le malade respirait ainsi une atmosphère oxygénée.

La quantité d'oxygène absorbée a varié chez les divers malades suivant les circonstances. Nous nous servions de ballons d'une contenance de 20 litres ; mais la déperdition étant à peu près de la moitié, c'était chaque fois une valeur de 10 litres de gaz que le malade absorbait. Ces inhalations n'étaient faites qu'une ou deux fois par jour, pendant un ou plusieurs jours de suite, et je crois que c'est à cause du trop minime usage que nous en avons fait, que nous n'avons pas obtenu des résultats plus brillants. Cette remarque, à mon avis, doit s'appliquer à toutes les médications : quel que soit le remède employé il faut en donner d'une façon continue mais modérée ; continue pour faire durer cette réaction fugace qui suit l'administration de tous les remèdes ; modérée pour éviter les accidents typhoïdes de la réaction. L'effet immédiat des inhalations d'oxygène, effet que j'ai consigné sur mes observations, est presque toujours le même ; j'ai toujours noté, au moment de l'inhalation, une facilité plus grande des mouvements respiratoires, une oppression moins considérable, un état d'amélioration bien sensible pour le malade, et quelques instants après le relève-

mentde la force du pouls, la diminution de la cyanose, qui bien
souvent faisait place à une coloration rosée des téguments,
enfin une légère élévation de la température. Ces effets im-
médiats étaient loin d'être persistants : cette amélioration
passagère était de peu de durée ; et les malades retombaient
rapidement dans l'état où ils étaient avant l'inhalation. Je
suis convaincu que la répétition fréquente de ce moyen
aurait été une excellente chose : cela aurait permis à la
réaction commencante de continuer et peut-être aurions-
nous eu des résultats plus encourageants. En effet, sur onze
malades que j'ai observés à ce sujet, il n'y a eu que 3 guérisons : mais sur ce nombre 10 avaient été soumis au traitement ordinaire, une ou deux inhalations par jour, ce qui
faisait un maximum de 20 litres absorbés dans les 24 h.
La dernière malade, au contraire, fut soumise à ce traitement d'une façon très sévère ; c'était une des infirmières
du Pharo, Françoise G..., qui fut prise d'une attaque de
choléra algide le 17 août vers 7 heures du soir : le 18 au
matin son état étant très grave, M. Trastour prescrivit le
traitement ordinaire, excitants internes et externes, éther,
acétate d'ammoniaque, frictions, cruchons d'eau chaude :
il me pria, en outre, d'essayer l'oxygène à haute dose. Je fis
faire une inhalation de 20 litres à 9 heures du matin ; une
autre à 2 heures, une troisième à 5 heures enfin une dernière à 10 heures du soir. Après chaque inspiration, l'état
général s'améliorait comme je l'ai noté plus haut ; mais la
malade retombait rapidement dans sa torpeur antérieure.
Le lendemain 19 août, la réaction paraissait se faire, mais
elle n'était pas franche ; la somnolence était profonde et on
redoutait un état typhoïde : la suffocation étant toujours
très forte, M. Trastour me fit renouveler l'administration

du gaz et la malade absorba encore dans l'après-midi le contenu de deux ballons, c'est-à-dire environ 40 litres. Le 20 et 21 août, même traitement que M. Trastour fait suspendre le 21 au soir en présence des symptômes bien nets de réaction franche. La malade avait donc respiré en quatre jours environ 180 litres d'oxygène et en avait bien absorbé la moitié, car il faut tenir compte de la déperdition du gaz résultant du mode d'administration,

Je dois ajouter que la convalescence s'établit franchement et que la malade quitta l'hôpital le 2 septembre pour aller se reposer à la campagne, où elle avait été envoyée sur les ordres de M. Trastour, malgré le vif désir qu'elle avait de reprendre son service.

Certes, dans ce cas l'oxygène nous fut d'une utilité incontestable, et je crois que cette utilité est réelle si on veut bien se rappeler que les effets de cette médication sont fugaces, et qu'elle doit être employée souvent et longtemps.

Quant aux inhalations d'ozone et de chloroforme, l'expérience nous manque à leur sujet.

Le chloroforme a été surtout employé en Amérique par le professeur Horner, de Philadelphie ; il paraît rationnel en théorie, si on admet l'action du principe contagieux sur le système nerveux, de tâcher de soustraire ce dernier à la cause pathogène en diminuant son excitabilité, en l'anesthésiant. C'est dans cette idée que mon ami le docteur Boy-Teissier, dans sa clientèle civile, employa deux ou trois fois le chloroforme à la dose de 4 ou 5 grammes dans une potion prise en quelques heures ; il n'eut qu'à se louer de cette médication ; il me conseilla de l'essayer au Pharo, et après avoir pris l'avis de M. Trastour, je fis respirer cet agent anesthésique à trois malades en pleine période algide : deux moururent, mais tous deux présentèrent un commencement de réaction qui parut s'établir sous l'influence de l'anesthésie. Le troisième était un journalier italien, âgé de 23 ans, P. Biagioni, qui entra le 21 août en algidité absolue sans pouls, complètement cyanosé. Je l'anesthésiai à 7 heures du soir et le laissai plongé dans son sommeil sans plus m'occuper de lui, persuadé de l'inutilité de mon intervention dans un cas si grave. Grand fut mon étonnement, le lendemain matin-à la visite, de trouver cet individu en réaction franche et demandant à manger. Il guérit et sortit de l'hôpital le 5 septembre.

Ce fait est concluant, mais il est unique et ce ne sont que de nombreuses expériences dirigées dans ce sens qui pourront permettre d'apprécier la valeur thérapeutique des anesthésiques.

Reste l'ozone. Son absence dans l'air des localités contaminées pendant les différentes épidémies de choléra avait fait admettre un rapport entre ce corps et le développement de l'épidémie, qui paraissait débuter quand l'ozone disparaissait de l'air et dont la fin était marquée par le retour de ce gaz dans l'amosphère. Cette pensée a conduit les expérimentateurs à essayer de traiter les cholériques par l'ozone. Il ne m'appartient pas de discuter l'opportunité de cette méthode ; mais dans l'emploi de ce corps il faut se rappeler l'opinion de Nothnagel et Rossbach, qui prétendent que les effets de l'ozone sur l'organisme sont des plus contestables parce qu'il se décompose en pénétrant dans l'économie et qu'il n'arrive pas dans les tissus à l'état d'ozone. Je dois seulement avouer ici qu'on ne peut tirer aucune conclusion des essais tentés au Pharo. C'est M. le docteur Onimus, qui vint spécialement de Paris pour se livrer à ces expériences. Mais par suite de circonstances que je ne me permettrai pas d'apprécier, les appareils qu'il essaya d'installer au Pharo, ne purent fonctionner et c'est à peine s'il y eut production d'ozone pendant deux ou trois jours. En outre la salle du service de M. Trastour où aboutissaient les tubes des appareils producteurs, était une immense salle à plafonds élevés, ayant quatre ou cinq portes d'entrée et exposée au mistral. Je doute fort, dans ces conditions, que l'atmosphère put s'imprégner d'ozone : l'air étant constamment renouvelé dans cette salle : du reste aucune amélioration sensible ne parut survenir dans l'état des malades alors en traitement.

Excitants externes — Ils sont nombreux et de toute nature. Les uns consistent à réchauffer simplement le malade en l'entourant de plusieurs couvertures de laine et disposant autour de ses membres des bouillottes pleines d'eau chaude ; c'est une pratique qui a une certaine utilité, mais ce réchauffement n'est que passager, il cesse bien vite, et l'emploi continu de ce moyen finit alors par devenir impraticable.

D'autres moyens consistent à produire une excitation cutanée de tout le corps : c'est une espèce de révulsion généralisée destinée à faire cesser ce spasme des capillaires et à rappeller vers la périphérie et les extrémités le sang qui paraît se porter entièrement vers les parties profondes. Deux méthodes ont été utilisées dans ce but, les frictions et l'hydrothérapie. Je dirai d'abord que, malgré les succès que paraît avoir eu cette dernière (1) on ne l'employa pas au Pharo. Cependant le drap mouillé vanté par

---

(1) Laveran — Art. Choléra du *Dict. encyclopédique.*

Burguières a donné de bons résultats à l'asile des Aliénés, et mon ami L. Aubin, interne de cet asile, me citait trois ou quatre cas où son emploi fut suivi d'une véritable résurrection.

Quant aux frictions, on les employait fréquemment, on en abusait même à son avis. C'est qu'il était difficile de faire comprendre aux infirmiers, tous gens pleins de dévouement et de bonne volonté, qu'en toutes choses l'excès est un défaut, et que ces frictions ne devaient pas être poussées jusqu'à enlever la peau aux malades. C'est ce qui nous arriva quelquefois, et nous eûmes l'occasion de voir quelques-uns de nos pauvres cholériques, auxquels les frictions avaient presque enlevé l'épiderme. Elles étaient faites avec des flanelles imbibées d'essence de térébenthine : l'action du frottement jointe à l'action irritante de la térébenthine amenait les désordres dont je viens de parler. Nous observâmes quelquefois aussi ces désordres chez les malades que les bureaux de secours nous expédiaient, après leur avoir donné les premiers soins. Le personnel composant ces bureaux, personnel dont la conduite a été des plus élogieuses, et dont je ne voudrais pas avoir l'air de diminuer ici le mérite, usait aussi de ces frictions, non pas avec de simples morceaux de flanelle, mais avec de vraie brosses en crin excessivement dures : on comprend dans quel état se trouvait alors l'épiderme des malades soumis à ce traitement, dicté par un zèle assurément fort louable mais bien souvent intempestif.

Un autre moyen d'excitation cutanée, mais que nous réservions pour la période réactionnelle, consistait dans les lotions froides et les vésicatoires. Chez quatre ou cinq malades qui étaient en proie au délire, et chez lesquels les symptômes observés dénotaient une congestion intense des centres nerveux, M. Trastour fit appliquer un vésicatoire à chaque cuisse sur la partie antéro-interne du membre. Le résultat ne fut pas conforme à son attente et ce moyen ne fut pas toujours suivi d'une amélioration sensible.

Les lotions froides furent surtout employées pendant la réaction typhoïde, lorsque le pouls était fréquent, et que la température axillaire dépassait 38° ; elles étaient répétées plusieurs fois par jour: je dois dire que nous nous sommes assez bien trouvés de leur emploi.

Injections intra-veineuses. — A l'étranger, Marcus, Sandras, Lewins, Mackintosh ; en France Magendie, Briquet, Colson, Hérard, et Duchaussoy furent les promoteurs de cette médication et les défenseurs passionnés des idées qui en étaient la base.

Les uns, admettant la théorie physiologique de la déshydratation du sang et faisant découler de cette hydrorrhée tous les symptômes observés chez les cholériques, voulurent rendre au sang l'eau de constitution qu'il avait perdue: de là l'introduction dans la circulation de quantités plus ou moins considérables d'eau pure ou représentant à peu près la constitution saline du sérum, quantités qui variaient depuis quelques centaines de grammes jusqu'à 13 kilogr. en 12 heures ! (Weatherill). D'autres, ennemis de ces idées pathogéniques, ne voulurent utiliser les injections que pour introduire dans le sang des médicaments que l'intestin ne pouvait absorber. Lorain enfin, crut pouvoir tirer de l'observation de son malade (1), observation malheureusement unique, des conclusions tendant à prouver que cette méthode

(1) Lorain — Le choléra à l'Hôpital St-Antoine, Paris 1868.

agit par excitation directe et mécanique de l'organe
central de la circulation.

Mais la théorie de la déperdition des liquides est aujour-
d'hui presque universellement reconnue comme fausse : on
le prouve en citant ces nombreux cas de choléra ou d'autres
symptômes tout aussi importants, tels que les vertiges, les
troubles cardiaques, la cyanose apparaissent presque en
même temps, sinon avant les évacuations ; on le prouve
encore en faisant remarquer que la quantité de liquides
soustraite à l'organisme par ces évacuations est trop minime pour expliquer la violence de certains symptômes ; on
le prouve enfin en considérant le tableau clinique de la
maladie, dans lequel la rapidité et la violence des symptômes dénotent certainement une action prépondérante du
système nerveux.

L'effet immédiat de l'injection intra-veineuse a semblé
justifier l'audace expérimentale des partisans de cette méthode. Le plus souvent on voit survenir une amélioration
passagère et toutes les observations de malades soumis à
ce traitement retracent, à peu près, les mêmes changements
dans le tableau clinique de la maladie. Ordinairement, le
malade paraît revenir à lui : ses paupières se soulèvent, la
cyanose diminue, les mouvements respiratoires sont plus
fréquents ; le pouls surtout, d'insensible qu'il était, devient
parfaitement appréciable au doigt, enfin le malade, qui
avant l'opération est dans un état d'abattement et de collapsus des plus marqués, semble renaître : « La malade de
l'observation Ve, dit M. Bouveret (1), qui au moment de
mon arrivée auprès d'elle n'émettait que quelques

---

(1). L. Bouveret. Injections intra-veineuses dans le choléra. Lyon 1884.

sons gutturaux inintelligibles put, après l'injection et pendant quelques minutes, parler à haute voix et nous faire part de l'amélioration qu'elle éprouvait. » Un autre « vers le milieu de l'injection, sortit de sa torpeur, regarda les personnes qui l'entouraient, les reconnut et leur adressa la parole. »

Cette amélioration qui suit immédiatement l'opération n'est malheureusement que passagère et peu durable : le collapsus se reproduit bientôt et ce fait nécessite une surveillance stricte et continue du malade, de façon à répéter l'injection intra-veineuse si cela devient nécessaire. C'est du reste ce qui a été fait le plus souvent, et les divers expérimentateurs ne se sont pas contentés d'une seule tentative ; c'est à deux, trois reprises mêmes, qu'ils injectaient la solution dans les veines de leurs malades.

Malheureusement, il faut l'avouer, les résultats définitifs sont peu consolants ; la triste expérience est là qui nous montre une statistique bien sombre et bien peu encourageante. Jusqu'en 1866, en France, presque tous les cas s'étaient terminés par la mort ; il est vrai qu'on n'opérait qu'*in extremis*, pour ainsi dire sur le cadavre. En lisant les observations des médecins anglais, on voit que la proportion des succès, quoique plus forte, est bien médiocre : Mackintosh cite 25 guérison sur 156 opérés.

L'épidémie de 1884 n'a apporté aucune preuve en faveur de cette médication : bien au contraire, les essais tentés à Toulon, à Marseille et dans le centre de la France n'ont été que rarement suivis de succès. A l'hôpital du Pharo, douze malades furent soumis à ce traitement, six dans le service de M. Trastour, six dans celui de M. Nicolas-Duranty. Je

citerai à ce sujet les propres paroles de mon maître (1) :
« C'est aussi dans la période algide, mais dans quelques
cas très graves seulement, que j'ai employé les injections
d'eau dans les veines. Pour les deux premiers malades, on
s'est servi de l'eau ordinaire à la température de 40°, ainsi
que l'avait fait Lorain en 1866. Le résultat ayant été néga-
tif pour ces deux cas, j'eus recours plus tard au sérum
artificiel recommandé par M. le professeur Hayem. Chez
quatre nouveaux malades arrivés à la période agonique, je
fis injecter de 800 à 1000 grammes de cette solution : chez
tous la vie sembla revenir momentanément : le pouls insensible à la radiale se releva : les malades qui n'avaient plus
de voix purent répondre d'une façon distincte aux questions
qu'on leur adressait. Mais ce relèvement des forces ne fut
que momentané. Le collapsus se reproduisit au bout de peu
d'instants, et la vie ne tarda pas à s'éteindre. Cette expérience ne fut plus recommencée dans mon service... »

M. le docteur Nicolas-Duranty a rendu compte, dans un
rapport présenté à l'Académie de Médecine, de ses tentati-
ves. Mais les résultats furent aussi peu satisfaisants, il eut
six décès sur six injections.

A Toulon, MM. Cunéo et Thomas pratiquèrent l'injection
sur cinq malades : tous les cinq moururent.

M. L. Bouveret expérimenta aussi ce mode de traitement, deux fois à Lyon et cinq fois dans le département de
l'Ardèche. Il a publié le résultat de ses observations (2) qui
malheureusement aussi ne sont pas concluantes, puisque
sur sept malades, il n'a pu en sauver qu'un seul.

(1) Trastour. Ouvrage cité.

(2) L. Bouveret. Injections intra-veineuses d'eau salée dans le choléra.
Lyon 1884.

A Paris, le professeur Hayem a tenté des essais dans le même sens à l'hôpital Saint-Antoine (1). Il injectait de 2 litres à 2 litres 1/2 d'une solution à 38° composée de 5 grammes de chlorure de sodium, et 10 grammes de sulfate de soude par litre. Les résultats qu'il a obtenus ne sont pas remarquables ; il a pratiqué l'injection intra-vaineuse sur 90 malades ; il a eu 63 décès et 27 guérisons.

On pourra se convaincre, je pense, par l'énumération de ces faits, du peu d'espoir que l'on doit fonder sur les injections intra-veineuses.

Le manuel opératoire a varié selon les expérimentateurs. A l'hôpital du Pharo, MM. Trastour et Nicolas–Duranty se sont servis du transfuseur de Dieulafoy: c'est un appareil fort simple qui a le grand avantage de mettre le malade à l'abri d'un accident terrible, l'introduction de l'air dans les veines. Mais, outre que tout médecin n'a pas un transfuseur à sa disposition, l'opération, tout en étant très simple, n'en est pas moins fort délicate. Il faut songer aussi qu'elle doit, dans certain cas, être répétée plusieurs fois par jour, et exige une perte de temps assez considérable ; elle serait donc peu pratique au milieu de l'effarement produit par l'épidémie, alors que le médecin est obligé de courir rapidement d'un endroit à l'autre, au secours de pauvres agonisants.

D'autres ont employé des seringues ou des irrigateurs ordinaires : M. Bouveret s'est servi d'un appareil dont il a donné la description dans le *Lyon médical* de 1884, et qui est d'une simplicité extrême ; c'est un vrai siphon dont la longue branche et munie d'une canule cylindro-conique.

(1) *Bulletin de l'Académie de Médecine*. 18 nov. 1884.

On fait à la veine une incision en V et laissant écouler le liquide par la canule, celui-ci déterge rapidement la plaie et l'introduction de la canule est ainsi rendue très facile sans qu'on ait à redouter l'entrée de bulles d'air. Cet appareil a un autre avantage, c'est de rendre l'injection parfaitement continue et régulière : mais il nécessite pour l'introduction de la canule un manuel opératoire qui est supprimé avec l'appareil de Dieulafoy ; ici la ponction faite à la veine est sous-cutanée et se referme très vite.

Les liquides injectés ont varié ainsi que la température et la quantité.

Lorain a ranimé et guéri son malade en se servant de 400 grammes d'eau pure à 40°. Chez nos deux premiers malades, nous avons expérimenté au Pharo avec de l'eau pure : cette manière d'agir ne doit pas être préconisée, car on sait que l'eau désorganise les globules et dissout l'hémoglobine. Chez les autres, on s'est servi du sérum artificiel de Hayem, et c'est ce liquide, ou d'autres d'une composition approximative, que les divers auteurs ont employé. Nous n'avons jamais essayé d'ajouter au liquide des médicaments comme l'avaient fait Gubler et Duchaussoy : je crois que l'introduction par la voie hypodermique est tout aussi bonne et plus physiologique, si tant est que l'on n'ait pas affaire à un cas trop grave et chez lequel le ralentissement de la circulation soit trop prononcé.

La température du liquide doit varier de 37° à 41° ; cette dernière est préférable car à l'hydratation du sang se joint l'excitation due à la chaleur apportée par le liquide et le réchauffement des tissus.

Une autre condition de succès, d'après la plupart des expérimentateurs, est la répétition de l'opération si les symptômes obtenus faiblissent, et si l'état de collapsus reparaît.

« Très certainement, dit M. Bouveret, mon malade de l'observation 2 n'eut pas guéri sans la seconde injection ; six heures après la première, il était dans un état tout aussi grave sinon plus grave qu'avant toute intervention. »

Quant à la quantité de liquide, elle a varié depuis les 400 grammes de Lorain, qui ont guéri son malade, jusqu'aux quantités vraiment incroyables des auteurs anglais qui ne craignaient pas de faire passer 13 kilogrammes d'eau dans la circulation des cholériques, et qui les guérissaient ! On frémit en songeant à ces audaces chirurgicales, malgré la consolante observation de Hayem qui a démontré qu'il est possible de doubler la masse sanguine d'un chien sans compromettre gravement la santé de l'animal en expérience.

Mais, je le répète, l'opinion que l'on peut se faire aujourd'hui de l'utilité des injections intra-veineuses dans le traitement du choléra, ne peut être basée sur aucun fait bien certain. « Cependant, dit M. Trastour (1), si les résultats fournis par cette médication étaient encourageants, il faudrait bien s'incliner, car les faits doivent toujours passer avant les théories. Il n'en est malheureusement pas ainsi et je ne crois pas qu'on soit autorisé à considérer cette méthode comme destinée à un grand avenir. »

En terminant ce rapide exposé des diverses méthodes de traitement employées à l'hôpital du Pharo, j'ai tenu à rapporter ces quelques paroles de mon maître, paroles pleines de ce sens clinique et de cette intelligence pratique auxquels il nous avait toujours habitués. C'est dire que tout en sacrifiant aux tendances actuelles, il savait mettre un frein à cet enthousiasme scientifique qui, né d'un but fort louable

(1) Trastour — ouv. cité.

assurément, arriverait bien souvent, si on ne le réprimait, a des conséquences désastreuses.

Du reste, il reconnaissait bien vite l'inanité de tous ces moyens. En effet, de l'emploi de cette thérapeutique si variée, quel enseignement ressort-il ? C'est que le médecin est bien pauvre et bien désarmé dans là lutte. Il a à combattre un ennemi invisible, qu'il ne connaît pas ; il ne voit que les effets de son action sur l'organisme, et encore quand il arrive auprès du malade pour lui donner des soins, cette action l'a si gravement atteint, et a si profondément troublé le jeu de ses fonctions, qu'il ne peut qu'essayer de pallier le le mal et avouer sa faiblesse.

Cependant il lui faut réagir contre ce pessimisme outré qui le porte au découragement ; il faut surtout qu'il songe à la toute puissance de l'hygiène et des moyens prophylactiques. On a bien vu, dans l'épidémie de 1884 à Marseille, le fléau ne frapper presque que les classes pauvres, celles dont les conditions d'habitation, d'alimentation, d'hygiène, étaient déplorables, et s'étaient même accrues par l'oubli ou le mépris des conseils donnés, choses malheureusement fort ordinaires, chez des individus dont le niveau intellectuel est médiocre. La classe aisée, au contraire, fut respectée par le fléau et les quelques victimes qu'elle fournit, le furent par leur imprudence ou leur témérité, pour avoir, sans souci du danger, méprisé les bons et sages conseils de la raison et de la science.

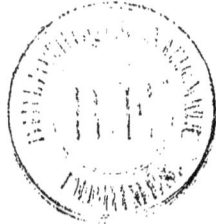

383